陪孩子一起减肥

肥胖症儿童父母指南

The Everything Parent's Guide to the Overweight Child

[美] 保拉·福特·马丁◎著

钱叶琴◎译

北京理工大学出版社

BEIJING INSTITUTE OF TECHNOLOGY PRESS

图书在版编目（CIP）数据

陪孩子一起减肥：肥胖症儿童父母指南 /（美）保拉·福特·马丁著；钱叶琴译 . —北京：北京理工大学出版社，2016.9
书名原文：THE EVERYTHING PARENT'S GUIDE TO THE OVERWEIGHT CHILD
ISBN 978-7-5682-2991-3

Ⅰ . ①陪…　Ⅱ . ①保… ②钱…　Ⅲ . ①小儿疾病—肥胖病—防治
Ⅳ . ① R723.14

中国版本图书馆 CIP 数据核字（2016）第 196454 号

著作权合同登记号 图字：01-2015-7862

出版发行 / 北京理工大学出版社有限责任公司
社　　址 / 北京市海淀区中关村南大街 5 号
邮　　编 / 100081
电　　话 /（010）68914775（总编室）
　　　　　（010）82562903（教材售后服务热线）
　　　　　（010）68948351（其他图书服务热线）
网　　址 / http://www.bitpress.com.cn
经　　销 / 全国各地新华书店
印　　刷 / 北京普瑞德印刷厂
开　　本 / 710 毫米 × 1000 毫米　1/16
印　　张 / 20.25　　　　　　　　　　　　　　责任编辑 / 武丽娟
字　　数 / 260 千字　　　　　　　　　　　　文案编辑 / 武丽娟
版　　次 / 2016 年 9 月第 1 版　2016 年 9 月第 1 次印刷　责任校对 / 周瑞红
定　　价 / 49.80 元　　　　　　　　　　　　责任印制 / 边心超

图书出现印装质量问题，请拨打售后服务热线，本社负责调换

亲爱的读者

体重超重，会给人带来伤害，特别是对孩子来说。体重问题除了会带来疾病风险，例如心脏病和2型糖尿病，还会让孩子面临情感上的痛苦。如果你没有亲身经历，这种痛苦你是难以彻底了解的。也许你经历过这种痛苦，所以你决定选择这本书。

孩子体重超重，父母往往会深感自责和无能为力。孩子在努力克服体重问题时也会有同样的感受。这些情感可能会很快摧毁掉整个健身计划。请抛开这种自责，请意识到只有你和孩子共同努力，才能做出惠及一生的改变。

作为一名医学作家，我常常收到一些父母的来信，他们很担心自己体重超重的孩子。有些父母担心孩子可能会，甚至已经患上了2型糖尿病或其他慢性健康疾病。有些父母希望能找到方法，帮助孩子减掉多余的体重，但是他们实在不知道从何做起。《陪孩子一起减肥：肥胖症儿童父母指南》可以帮助你全家一起努力制定和实现健身目标。祝你好运！

超重儿童

在相同年龄、身高和性别的儿童中，体重比其他 95% 的儿童都重的儿童。

当前，大多数父母都明白，体重超重或是存在超重风险的孩子比以往任何时候都多。如今，父母已经能够认识到自己的孩子的确是超重了，而不再像以前那样自欺欺人地说，孩子只是"块头大"或者只是"有一点圆润"而已。他们也许是从儿科医生或护理人员那里得知这个问题的。很多父母避免在孩子面前谈论这个问题，以免伤害孩子的感情。

父母逐渐开始了解超重给孩子健康带来的危险。这些超重儿很可能到成年期仍然超重，并患有高血压、心脏病之类的成人疾病。而且，他们在十几岁就患上糖尿病的概率在逐渐增加，这将令他们更容易缺乏自信。

不幸的是，针对当前肥胖症的流行，我们并没有简单的解决方法，现在还没有什么特效药或饮食能够帮助孩子减肥。事实上，现在的孩子似乎正被那些影响他们保持健康体重的事物层层包围，例如，学校食物选择不当，在学校以及放学后都缺乏机会去锻炼身体，饮食过量，喝太多饮料等。

对于肥胖症的流行，不管你想归咎于什么人或是什么事，无论是快餐行业，还是孩子用来看电视或玩电子游戏的时间的增加，抑或是父母为孩子所做的不健康的选择，事实都是：现在是时候回到问题的源头，来帮助我们的孩子变得更健康了。父母很可能已经知道必须采取什么基本方法了，例如，鼓励孩子每天健康饮食、积极锻炼身体，等等。

当然，一谈到减肥，事情就没那么简单了。孩子减肥的艰难程度，不亚于成人。为什么呢？原因之一是缺乏动机。让一个可以随意吃喝、整天看电视的人养成更健康的习惯是十分困难的。

另一个重要原因是，并不是所有的父母都真的了解如何选择健康食品，有些父母并不清楚如何给孩子提供营养而健康的饮食。这并不像计算卡路里、拒绝垃圾食品、让孩子吃更多的蔬菜那么容易。孩子正处在生长发育期，他们有特殊的营养需求。如果孩子正在接受减肥计划，饮食受到过于严格的控制，那么，营养就很有可能跟不上了。

尤其是，如果父母也体重超重，那么他们在帮助孩子减肥时可能会很费劲。他们也许不知道去哪里寻求帮助。尽管去咨询儿科医生是个好主意，但父母不可能在一次短暂交谈中就获得他们需要的所有的帮助和建议。更何况，很少有父母住在各种形式的帮助解决儿童肥胖问题的特殊中心附近。

然而幸运的是，这并不意味着父母在帮助超重儿时是孤立无援的。《陪孩子一起减肥：肥胖症儿童父母指南》一书对于有兴趣帮助孩子达到更健康体重的父母来说是极好的资源。本书为父母提供了所有他们需要了解的知识，让父母辨识并了解肥胖的问题、学会帮助儿童合理饮食、找出激发儿童加强运动的方法等，以帮助儿童减肥，使他们更加健康。

第4章　为更健康、更快乐的孩子重新定义家庭生活

第5章　减肥101

第6章　正确饮食：食品的成分

第7章　流行饮食：区分事实、流行与假象

第8章　三思而食：帮助孩子聪明饮食

第9章 上门送餐服务：明智地外出就餐

第10章 学着进行锻炼

第11章 整合运动

第12章 情绪化进食

第13章　同甘共苦：建立良好的人际关系

第14章　享受美食和美好时光

第15章　睡眠要点：孩子的身体在休息

第16章 孩子失误怎么办

第17章 年龄别超重：0~13岁儿童

第18章 年龄别超重：青春期到成年早期

第19章　对学校进行培育：健康的身体，健康的心灵

第20章　减肥和特殊饮食需求

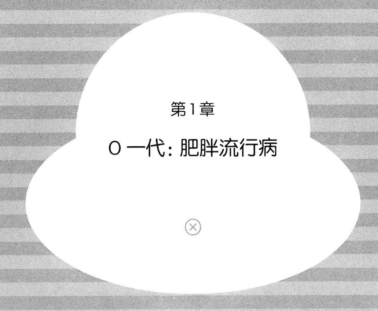

第1章

O 一代：肥胖流行病

The Everything
Parent's Guide to the Overweight Child

在美国，体重问题早已不是什么新鲜事。在你的孩子出生之前，肥胖流行病就已经开始了，后逐渐发展成今天这一趋势。只是在最近这几年，社区领袖、立法者、教育工作者才开始重视这个问题。如今，6~19岁的美国孩子中，有900多万人都体重超重。问题是：事情是怎样变得无法控制的呢？对于孩子的长期健康来说，体重超重意味着什么呢？最重要的是，你如何有效地帮助你的孩子控制体重呢？

美国人的超重情况

超过一半的美国成年人体重超重——20岁以上的成年人所占的比例竟高达65.7%。而这其中，30.6%的人被认为是肥胖。1980年，仅有47%的成年人被认为是体重超标。在过去的25年里，究竟发生了什么，让人们的体重普遍增加了呢？

美国疾病控制中心（CDC）每年进行国民健康与营养调查（NHANES），以检查美国人的健康和饮食习惯。1971年，该调查发现，只有4%的6~11岁的孩子和6%的12~19岁的孩子被认为体重超重。而且该数字一直在稳步上升。据2001—2002年的调查数据显示，6~19岁的孩子中，有16.5%的人体重超重，另有31.5%的人存在超重风险。

警惕！

> 体重不只是美国一个国家的问题。据世界卫生组织（WHO）2004年5月的报道，国际肥胖工作小组调查发现，全球有十分之一的儿童——超过1.55亿——都超重或肥胖。无论是发达国家，还是发展中国家，超重和肥胖的发病率都在不断上升。患与其有关的疾病（如2型糖尿病、心血管疾病）的风险也在不断增加。

体重超重的男性（包括男孩）比女性（包括女孩）多，部分原因是男女体质有别。（2000年，超重的男孩达16%，而超重的女孩则为14.5%）一般来说，青春期过后，男人比女人有更多的肌肉，而肌肉比脂肪组织更重，且代谢更为活跃。

种族也是影响体重问题的因素。非裔美国儿童和拉美裔儿童比白人（高加索人种）儿童存在体重问题的比率更高。这种趋势不一定会被带到成年期。与成年白人男性相比，成年的非裔美国男性超重的较少。然而，无论是男性还是女性，拉美裔成人体重超重的概率都比成年白人高。非裔美国女性则有最高的肥胖风险。

体重测量

究竟什么是超重？电子秤可以提供给你一个数字，但它却不能告诉你，你孩子的肌肉重量占其体重的多少？孩子的身高与体重是怎样的比例？脂肪分布情况对孩子的健康风险有怎样的影响？

现在有很多测试可用于评估人体脂肪，例如，皮褶厚度测定法、生物电阻测量法、双能X线吸收测量法（DEXA）、水下皮脂测定法等。但最广泛使用的测量方法是计算身体质量指数（BMI），其可以用来判断你的孩子是否存在体重问题。

身体质量指数（BMI）

BMI 是基于儿童身高和体重而进行的简单计算，公式是：$[$体重（kg）÷身高（m）$]^2$。有时候，附加的测量值，例如腹围，也用于评估孩子患高胆固醇、胰岛素抵抗等与体重相关的并发症的风险。BMI 用于评估成人是否超重或肥胖，也用于评估儿童是否超重或存在超重风险。年龄与BMI 对应的百分位数位于 85%~95% 范围的儿童，被认为存在超重风险，而该百分位数大于或等于 95% 的儿童则被认为超重。

 本质

> 当你想确定孩子是否有体重问题时，浴室里的磅秤并不总是能让你了解准确的信息。肌肉的密度比脂肪组织的密度高，质量也比脂肪组织大。如果你的孩子又高又健壮，他的体重很可能会超出其年龄段的正常体重范围，但他的身体质量指数仍然是健康的。

你的儿科医生使用的生长曲线表（详见第 3 章）是根据美国国家健康统计中心从 1963 到 1994 年每年所收集的国家数据制定的。该数据已作调整，以解释自 20 世纪 80 年代以来美国超重儿童和青少年不断增长的原因。因此，这些百分比实际上并不反映确切的人口参数——例如，超过 5% 的美国儿童被认为体重超重。

体重超重与肥胖

就成年人而言，其 BMI 百分位数只要大于或等于 97%，就被认为是"肥胖"。然而，美国疾病控制中心建议，医疗从业人员在提及儿童体型时，要避免使用"肥胖"这一词语，因为它含贬义。美国儿科学会在提及 BMI 百分位数大于或等于 95% 的儿童时，则会交替使用"肥胖"和"超重"这两个词语。

巨大的冲击

孩子体重太重，究竟有什么危险呢？最直接、最严重的后果是孩子可能会出现由肥胖导致的健康问题。过多的脂肪最终会加重心脏的负担，还会影响他们夜晚的睡眠质量，并使他们的肌肉骨骼系统承受极大的压力。不仅如此，体重超重还会给他们的心理造成很大的影响。面对同龄人不顾他人感受的嘲笑和欺凌，超重儿童往往会经历巨大的情绪波动，他们会怀疑自己的形象和能力。

儿童体重与健康问题

体重超重可能会引发一系列的健康问题，例如：

- **2型糖尿病和前驱糖尿病**。多余的脂肪会伴随有抗胰岛素性。尽管糖尿病曾经只是成年人才会得的疾病，但如今2型糖尿病和前驱糖尿病在儿童和青少年中却更加普遍。2004年，美国疾病控制中心曾预测，在2000年出生的儿童中，将有三分之一的会患2型糖尿病。
- **黑棘皮病**。这是一种以色素沉着、皮肤角化过度（例如，颈部或腋窝处）为特征的皮肤病，它也同样与抗胰岛素性有关。
- **脂肪肝**。脂肪肝又叫肝脏脂肪变性，是由肝细胞内脂肪堆积过多造成的，可导致肝脏的炎症和疤痕（如肝硬化）。
- **高血压**。超重儿童患高血压的概率更高。青年高血压是成年高血压的强有力的预兆。其特征是低密度脂蛋白（LDL）和（或）甘油三酯较高，而高密度脂蛋白（HDL）较低。
- **胆囊炎**。据美国疾病控制中心统计，患胆囊炎的青少年有一半与体重超标有关。

- **阻塞性睡眠呼吸暂停综合征**。其症状是睡眠过程中会由于气道阻塞而导致呼吸暂停。（详见第 15 章）
- **骨科问题**。儿童超重可能会对其肌肉骨骼系统施加过度的压力，从而导致膝关节问题以及其他骨科疾病。
- **假性脑瘤**。其症状是由颅内压增高所引起的头痛及恶心。
- **性早熟**。尽管这并不总是一个严重的医疗问题，但体重超重的女孩更有可能青春期早发。

情绪创伤

体重超重的儿童往往会质疑自我形象，甚至抑郁、焦虑，看到这种情况，父母是很心痛的。超重的青少年更有可能会被同龄人嘲笑，也更有可能产生自杀的念头。对儿童来说，与身体有关的嘲笑可能会对其自尊造成巨大的打击，尤其是他会长期面临同伴的嘲弄。据报道，与身材苗条的同龄人相比，因体形而被嘲笑的儿童更容易会抑郁，且认为自己的生活质量更差。

 本质

> 帮助你的孩子培养强烈的自我意识，支持和培养他的兴趣，维系友情及进行社交活动，这些是针对因体重问题而造成的自信心损伤的最佳防御措施。要不断地通过你的言行，让你的孩子意识到不管他的体重如何，他都是你的孩子，你都会一如既往地爱他。

为什么我们的孩子越来越胖

体重问题通常是一个失去平衡的问题。体重增加其实用一个简单的公式就能体现：摄入的卡路里比通过锻炼或其他身体活动而燃烧的卡路里多。儿童吃得多，动得少，他们更多的时间都是安静地坐着，观看屏幕上的生活，而不是积极活跃地参与到生活中去。

在许多情况下，他们也正受着父母和同龄人的影响。比如，他们与父母一起共度午后时光时，总是坐着一起看电影、分享一筒奶油爆米花；他们与朋友一起外出时，晚上总是吃快餐、玩电子游戏。很明显，人们所重视的与保持身体健康所需要的，已经出现了严重的偏离。

示例学习

在你的家里，教育孩子礼貌、同情、仁慈，以及学会分享之类的社交技能可能是每天的首要之选。当然，让孩子养成良好的学习习惯对你来说也是同等重要的。大多数父母都应尽可能多地培养孩子的这些行为，尤其是当他们还小的时候。然而，为你的孩子示范一种健康的生活方式，如规律的运动和良好的营养，可曾被你当作首选呢？

父母是孩子的榜样，不管父母树立的是好榜样还是坏榜样。即使孩子已经是青少年了，父母依然是他们主要的模仿对象。当他看到父母晚饭后舒舒服服地躺倒在沙发上，就那样一直待到就寝时间，他便认为那是一种常态。周六下午为什么不一边吃薯片一边玩电子游戏呢？周日为什么不吃着甜甜圈、看看报纸呢？因为爸爸就是那样度过周末时光的呀。

这就是为什么你不能期待孩子依靠自己的力量来实施健身计划。每个家庭成员——父母、兄弟姐妹，甚至是家里的狗（它勉强算家庭成员的话）——都必须养成健康的习惯，共同朝着良好的营养和规律的运动的目标努力。令人欣慰的是，亡羊补牢，为时不晚。第4章会详细说明如何让你的家庭参与整个计划。

网络使人懒惰

显然，与上一代人的孩童时期相比，如今的孩子都耗费多得多的时间来进行玩电子游戏或上网聊天之类的久坐不动的事情。在 2~17 岁的儿童中，92% 的玩电子游戏，三分之二的儿童都拥有某种家用游戏系统。83% 的有孩子的美国家庭拥有电脑，其中 78% 是联网的。总之，这些孩子每天平均花费 6 个半小时坐在屏幕前（不管是看电视、看电影、上网还是打游戏）。对于这些儿童和青少年来说，锻炼身体在任何时候都是最次要的；超过三分之一的中学生不进行日常的激烈运动——这种运动指的是会让身体排汗，使心跳加速、呼吸急促的运动。

青少年对媒体来说，是有很大潜力的消费者，因为他们的自主权和可支配的收入在日益增加，对于广告商来说，他们代表着一个特别有吸引力的目标客户群。如今，青少年每天的在线时间约为 45 分钟（15~17 岁的青少年的在线时间更长），每天用来玩电子游戏的时间高达 55 分钟，看电视的时间更达 3 个小时之久。而且这种趋势并不仅限于青少年。凯萨家庭基金会研究发现，6 岁及 6 岁以下的儿童中，三分之一的儿童在自己的卧室里有电视，27% 的儿童拥有 VCR 或 DVD 播放机。每天，有三分之二的 6 岁及 6 岁以下的儿童平均花费两个小时来观看 "屏幕" 媒体（看电视、玩电子游戏、看电影或上网）

 事实

> 20 世纪 80 年代，美国儿童体重增加的趋势开始了。这一趋势一直延续至今。这十年也是个人电脑和游戏机真正革命性地开始飞跃的十年，它们的系统更加稳定、价格更加低廉、画面更加清晰。1980 年，吃豆人游戏风靡全球；1982 年 Commodore 64（一种于 1982 年发行的八位元个人电脑）首次亮相。如今的儿童能享受更大的带宽，这是过去插卡式电视游戏机所不能比的。这也就意味着他们会花更多的时间窝在沙发里。

如果孩子沉迷于适合其年龄的电视、电影、游戏，以及上网，只要他将时间控制在合理的范围内，并且他依然进行着他自己所需的锻炼，这并不是不可以的，因为存在越来越多的可供选择的媒体以及更便捷的访问方式，对父母来说这也许是一个挑战，但这个目标还是可以实现的。第10章会详细讲解你的孩子需要达到的运动量。

基因和遗传

据统计，如果父母体重超重，孩子也更有可能体重超重，但这种趋势是因为先期遗传还是后期养育，或者是两者的结合（可能性更大），还不能确定。

你和配偶的体形在孩子的基因结构里已有编码。如果你的体形像个茄子，丈夫的体形像个西红柿，很难想象你的孩子会瘦得跟芹菜似的。尽管遗传一定的体形结构是不可避免的，但是孩子通过合理的营养和规律的锻炼，还是会塑造自己的体形的。

研究人员已经从理论上证明，一种被称为"节约型基因"的基因特征可能是导致如今全球日益严重的肥胖问题的原因。从你的祖先开始，人类就拥有特定的遗传编程。在食物充足的时候，这种编程降低了机体的代谢机制以积攒身体脂肪。饥荒来临时，预先储存的脂肪就可以供机体使用，避免人们被饿死。如今，这种节约型基因，以及以高热量和低体力消耗为特征的西方化的生活方式，导致人们的体重飙升。

 事实

这种特定的"节约型"遗传倾向在好几个北美印第安人部落中被发现，如美国亚利桑那州的皮马印第安人和加拿大曼尼托巴和安大略省的奥吉布瓦－克里族人。据估计，70%的皮马印第安人被诊断为临床肥胖，该种族人2型糖尿病的发病率很高。

身体状况

有一些家族遗传性疾病可能会影响体重，尽管它们中的大多数都是罕见的。这些疾病包括巴尔得－别德尔综合征和普拉德－威利综合征。这种疾病会影响下丘脑调节食欲的功能，从而导致无节制饮食。内分泌紊乱（一种以荷尔蒙失衡为体征的疾病）和自身免疫性疾病往往也会导致体重增加，如库欣氏病、多囊卵巢综合征、甲状腺功能减退症、桥本氏甲状腺炎等。

以上只列举了其中一部分。如果你怀疑孩子的体重可能与身体状况有关，你应该去和孩子的儿科医生谈一谈。不管孩子的体重问题是什么原因造成的，为了开启孩子的健身计划，你都有必要去拜访一名合格的健康保健专家。关于与医疗团队合作，第 3 章会有详细的内容。

美国饮食

当孩子年龄足够大，能够看电视，甚至能够同爸爸或妈妈一起逛商店时，孩子就开始被一些诸如造型饼干、棉花软糖、表面铺满霜状白糖类的谷类食品的广告以及其他高脂肪含糖垃圾食品的广告包围。食品加工行业每年花费数十亿，投资于以儿童和青少年为目标的广告上，而有关水果和蔬菜的广告几乎没有。世界卫生组织（WHO）已经引证，含有大量饱和脂肪、钠和糖的加工食品的摄入量的增加，是导致全球不断加剧的肥胖问题及与体重相关的健康问题的因素之一。"世卫组织饮食、身体活动与健康全球战略"在其起草的指导方针里，鼓励政府与食品行业采取措施来降低加工食品里的盐、脂肪和糖。

疑问

在过去的几年里，包装食品真的更容易使人发胖吗？

体重问题似乎总是不仅仅归因于一个单一的因素。然而，据《美国临床营养杂志》上发表的一项研究表明，在 1970 到 1990 年，作为食品配料和添加剂的高果糖玉米糖浆，其使用量增长了 1 000%。研究者们发现其上升情况与美国体重超重和肥胖的上升情况是并行的。

食物链延伸得面目全非

"创造性"儿童食品的概念已风靡一时，例如绿色番茄酱和彩色酸奶。但是，孩子在吃这些食品时，他也将添加的化学物质和色素吃进去了。加工过程中所添加的防腐剂、糖，以及脂肪甚至会使果汁、松饼这样的安全食品也失去营养。一般情况下，食物离它原始的、有机的状态越远，你吸收其营养成分的过程就越慢，你（以及你的孩子）从中得到的营养也就越少。最好的办法是让天然健康食品——诸如新鲜的蔬菜、水果和全麦面包等——成为孩子饮食的主要部分。

误导人的成分标签

当你开始为你的家人规划更有营养的生活方式时，这就意味着你开始向明智的消费者的方向发展了。你要成为一个会阅读食品成分标签的人，在标签上寻找氢化物，特别是氢化油（会产生大量反式脂肪酸，第6章有相关描述）这样的危险成分。你要忽略那些广告语所声称的低脂、低热量和低盐，并开始分析营养成分标签。美国食品和药物管理局（FDA）对食品的标识方式进行了规范，以确保对食品进行正确标识。但是，FDA的界定可能与你的界定不同，例如对"低盐"的界定。根据FDA的指导方针，同食物营养的参考值相比，食物的特殊营养素（例如热量、脂肪、钠、胆固醇）的含量不高于50%即可。然而，一块淡味芝士蛋糕，相较于其真正的分量，也许是低盐的，但它依然会含有大量的脂肪和卡路里。

"大即是好"的心态

美国人是地地道道的贪图便宜的人——因此，美国人喜欢可以随便吃的自助餐厅、分量足的餐馆、买一送一的比萨，以及可以不断续杯的饮料。尽管这些"优惠"可以帮你省点小钱，但它们却更多地消耗了你的健康。所有这些额外的食品都意味着美国的成年人和孩子都摄入了太多的热量。既然我们很少进行锻炼，体重不可避免地就会增加。在很多最受欢迎的带有附加值的食品里，如炸薯条和爆米花，添加的饱和脂肪也存在堵塞动脉、增加心脏病的风险。

食品服务行业似乎意识到了健康的危机，起码目前是这样的。2004年有相当大的负面新闻，报道麦当劳连锁店对美国肥胖流行病的产生可能起到了一定的促进作用，之后，麦当劳便宣布要将超大薯条从菜单中删去。消费者对营养成分更加了解，在购买食品之前，都会考虑纤维、脂肪和碳水化合物的含量。因此，一些连锁店已经在他们的菜单里增加了有益于心脏健康且碳水化合物含量低的食品。更重要的是，有些连锁店甚至给顾客提供菜单项的营养分析，以使父母能确切了解孩子们所吃的食物。

当然，不良风气的食品制造商和餐馆只是问题的一部分。孩子及其父母需要认识到他们为什么要选择这样的食物。孩子还必须弄清楚，长期以来他们都坚持着健康营养的生活方式，是什么又触发了他们的暴食行为？

 事实

根据美国农业部的数据，1999年，美国人消耗了2 200万吨的糖及其他甜味剂（枫糖浆、玉米糖浆和蜂蜜等）。人均消耗达158磅，也就是说，每人一年从甜品中摄入了227 520卡热量。除了这些糖，平均每个美国消费者还从食品中摄入了68.5磅的脂肪和油。

超重儿童成长为超重成年人

肥胖通常是一个家庭型疾病。超重孩子长大后会成为超重的父母，他们自己又会拥有超重的孩子。父母肥胖的孩子成年后会肥胖的可能性是一般孩子的两倍。对于那些父母并不肥胖的超重儿来说，他们在孩童期处在超重阶段的时间越长，成年后就越有可能依然体重超重。3 岁以下的超重儿童长大成为超重成年人的额外风险是没有的，但是，6 岁之后依然体重超重的儿童与同年龄段的不超重儿童相比，长成肥胖的成年人的可能性要高 50%。

临床研究已经证明，家庭方案是长期有效的。匹兹堡大学长达十年的随访研究发现，在对照组中，与独立进行减肥计划的儿童相比，有父母陪同进行减肥计划的孩子更有可能减掉多余的体重。

你有能力打破这个循环。向你的家人承诺，要制订新的计划，包括有趣和有挑战性的运动，有营养的食物，与孩子坦诚地沟通等。你将不仅帮助孩子实现其健身目标，帮助他建立良好的终身受益的习惯，还将建立一个更强壮、更健康的家庭。

第 2 章

饮食狂潮：为什么儿童
饮食不当

⊗

The Everything
Parent's Guide to the Overweight Child

儿童是极其敏感的。被他们当作榜样的成年人、他们的同龄人，以及他们面对的媒体信息在培养他们的营养和健康行为方面都起着一定的作用。这些文化影响会促使他们忽略调节食物摄入量的正常的生理信号。令人欣慰的是，儿童的适应性超强。一旦你识别并更好地认识了那些对健康饮食不利的因素，你就可以指导他们如何适当调节、合理饮食。

习得行为

儿童不是从一开始就贪吃垃圾食品，也不是从一开始就无视饥饿和饱腹感的。如同生活中的其他行为一样，儿童的营养和饮食习惯也受到他们的文化、被他们当作榜样的成年人，以及环境的影响。为了养成全新的更健康的习惯，了解这些影响因素以及它们是如何影响儿童对食品的看法是很重要的。

父母的指导

看到妈妈为了节食减肥，一成不变地吃着蛋白质奶昔；或是看到爸爸一边坐在电视机前看着足球赛，一边吃着一整块意大利辣香肠比萨，孩子就会形成这样的想法：在这个家里，健康的饮食习惯并不是最重要的。

如果在饮食习惯上你不给孩子树立一个良好的榜样，你根本不能指望孩子自己吃得健康营养。如果你现在还没有做到，赶紧培养健康的饮食习惯吧，这样你才能指望孩子会适应它。而且规则要一视同仁，有些父母禁止边看电视边吃三餐的行为，却在黄金时段端着一盘零食看着自己喜欢的节目。这样的父母等于是在告诉孩子，他们需要遵守的规则并不是那么重要，不需要一律遵守。

媒体信息

通过电视、电影、杂志，甚至是食品包装，媒体始终不断地在向孩子灌输有关食品、体重以及文化方面的信息，而且这些信息往往还是自相矛盾的。商业和广告也每天对儿童进行洗脑式冲击，力推没有营养的零食，暗示儿童：社会地位在某种程度上体现在他们所饮用的含糖饮料上。与此同时，电影和电视节目中还经常传递给儿童这样的信息：肥胖的孩子长相滑稽，缺乏意志力，然而苗条的孩子是漂亮且受欢迎的。如果孩子购买广告力推的商品，陷入超重儿童的媒体形象中，这样的孩子注定要失败。

 事实

2004 年年初，美国心理协会（APA）工作小组（研究广告和儿童）发表了一份报告，呼吁限制以 8 岁及 8 岁以下儿童为对象的广告。这个年龄段的儿童相信广告是完全真实的，并不理解商家说服观众的意图。美国心理协会工作小组引证，由于以青少年为目标对象的垃圾食品广告的日益突出，因此针对 8 岁及 8 岁以下的禁令必须落实到位。

根据凯萨家庭基金会的统计，平均每个美国儿童每年要观看 4 万个电视广告，其中大多数都是食品广告。充当着守门人角色的父母的确能一定程度上避免孩子接触更多的负面消息。但是，随着孩子慢慢长大，你需要确保教会他们用批判的眼光来看待这些商业和文化媒体信息。这就包括教他们健康的饮食习惯，当然，还有一件重要的事——从他们很小的时候就经常提醒他们，电视广告的唯一目的就是销售产品。

给孩子指出那些完全错误的广告或是歪曲产品的广告也是有帮助的。当男孩子发现他的玩具远没有盒子上的图片那么大时，抑或是，当女孩子试图像电视广告里的小女孩那样玩着洋娃娃，洋娃娃却坏掉了时，她绝对会非常失望的。然而，这些也是极佳的教育机会，你可以借此向孩子展示广告并不总是正确的，并不总是好的。

 事实

> 包装食品的销售是建立在它们的娱乐价值上的，例如字符形状的果冻类零食、可变色的饮料和调味品，以及咬开后会有惊喜的麸类食品等，这也向顾客传达了这样的信息：食物是用来玩的，而不是用来充饥的。

象征爱的食物

用食物来象征爱，是有着丰富而悠久的历史的，这一传统仍然保持到今天。在情人节，我们会送巧克力；我们会送苹果给自己喜欢的老师；我们还会给来访的朋友或家人烤他们最喜欢的点心。然而，当食物开始成为有形的替代品，代替了用来示爱、交流以及感情慰藉的更为健康的表示方式时，一生的饮食问题也就埋下了种子。

将食物作为奖励或是创伤贴

你儿子的成绩单上每门课都是"优秀"，你会有何反应？

（a）告诉他你很为他感到自豪，并与他商量如何来对他的努力进行适当的奖励。

（b）拍拍他的后背，说："下次再拿'优秀'怎么样？"

（c）带他出去吃六勺充满添加剂的热巧克力圣代。

当孩子实现一个目标，或是获得一个重大成就时，如果答案（c）——将食物作为奖励，第一个出现在你的脑海里时，你该开始重新评估你的奖励制度了。一直利用食物来表达你的骄傲，等于是在教孩子，提供食物是你表达爱的方式。你所传达的信息——甜点是最适合表达你的爱的方式——会一直伴随着孩子直到他成年。这种行为可能会创建不健康的饮食模式，并且代代相传下去。

 疑问

每当庆祝家人取得优秀成绩或其他成就时，我们总是会请家人出去吃晚饭。这样做是不是错的呢？

不，完全不是。家庭的庆祝活动是纪念孩子成就的一个很好的方式，去餐馆用餐对全家来说也会是一个快乐的时光。不过得确保，这个庆祝活动是专门针对孩子的，菜单上有足够的健康食品可供选择，并且这顿饭主要是为了家人一起欢度愉快的时光，而不是为了饱食甜点。

食物的另一个常见且不健康的用途是用于安慰。向一个刚从自行车上掉下来摔伤膝盖的孩子，承诺一个冰淇淋蛋筒是非常方便且有效的注意力分散方式。但是，这也同时强化了食物作为灵丹妙药的概念。更好的方式是给他一个拥抱，或是一个亲吻，也可以是给他贴一个妈妈特别制作的绷带。

传达错误的信息

表达和体验情感是一个健康而自然的过程。有时大人忘记了这一点，他们通过提供食物来哄孩子不哭，或是将孩子的注意力从麻烦事上转移。这种策略虽然可能会成功地让膝盖上的伤痛暂时消失，但它却肯定不会解决更深层次的情感或社会问题。如果食物与情感慰藉联系在一起，那就会阻碍孩子充分探索以及与你交流自己情感的行为。他没有掌握成为一个快乐而成功的社会成员所需的应对和解决问题的技能，相反，每当他遇到困难时，他都会转向冰箱，以吃来解决烦恼。

没有父母愿意看到自己的孩子经历痛苦，所以很容易看出父母是如何落入食物的圈套中的。一个特别的点心就可以让孩子瞬间停止哭泣，父母的脑海里灵光一现，"嘿，这种方式效率最高。"十年后，孩子进入青春期了，与朋友吵架了，或是考试考砸了，父母依然使用同样的方式来让孩子感觉舒服点。如果你发现你就是这样的父母，那么，现在来改变你的方法还不是太迟。你可以重新全面地看待食物，引导你的孩子走向更健康的解决问题的途径。

在外就餐

为了争取良好的营养，在家里改变用餐和饮食习惯只是成功了一半。随着孩子的成长，不管是在学校午餐，还是星期六跟朋友在商场用餐，你的孩子都将会在没有大人或者至少是父母的监督下，吃更多的零食或正餐。如果你在家里逐渐灌输孩子良好的饮食习惯，那么，在他完全依靠自己的大多数时候，他也有能力选择适当的食物。但是，即使具备了你教给他的知识，孩子在外吃饭时，还是会犯很多潜在的错误。

食物分量问题

让钱升值是推动美国商业和文化发展的概念之一。在人们的眼里，大的通常就是更好的，特别是在吃的方面。因此，今天的餐厅里，食物的分量往往比个人所需要的大很多倍，这不足为奇。

贝勒大学儿童营养研究中心 2003 年进行的一项研究发现，平均来说，午餐时提供两倍分量的通心粉和奶酪给学龄前儿童，他们吃掉的量会比平时多 25%，摄入的热量多 15%。他们会不管自己的饥饿程度，更大口地进食。然而，当这些孩子被允许自取食物时，他们都会进食适龄的分量。这就意味着，如果让他们自行其是，自己盛取食物，大多数孩子都会自我调节他们所吃的食物量。

 本质

> 不要忘记，孩子不需要成人分量的食物。在家里，允许孩子自己盛取食物能够防止暴饮暴食。如果他们倾向于将自己的盘子堆得高高的，请在餐桌上提供家庭式餐饭。鼓励他们少盛一点，并保证如果他们吃完还没饱，可以再去盛一些。

那么，在外面的时候你该如何解决食物分量的问题呢？如果你和孩子在一起点餐的时候，你可以建议同其他食客一起分享一份食物，而且还可以将多余的食物打包。如果孩子自己在外吃饭，记得提醒他，如果食物一次吃不完，他应该心安理得地将剩下的食物带回家。

在餐厅用餐时，除了食物分量的问题，食物的质量也是重要方面。尽管很多餐厅都为在意体重和在意营养的成年人增加了更加健康的食品菜单，但是标准的儿童菜单在营养价值方面却一直相差甚远。儿童饮食主要由油炸、高脂肪、高热量的食物构成，例如芝士汉堡、薯条、土豆泥、凤爪、苏打水、热巧克力圣代等。在某些情况下，孩子从成年人菜单上点些食物可能更好些。所以，如果在孩子食谱上找不到更加健康的食物，就鼓励他们从成年人菜单上挑选吧。

迷上快餐

你最喜爱的快餐馆也会是一个食物分量超大，已经达到了临界水平的地方。当地汉堡店里提供免费的玩具、薯条、花哨的游乐场，使得它成为儿童最喜爱的地方。偶尔去快餐店里吃顿午餐是难免的，但是，如果你一个星期去好几次，你的孩子很可能会摄入过多的热量和脂肪，却几乎没有摄入什么营养。如果你的生活方式使得你不得不选择快速而简单的食物，除了去快餐店，你其实还是可以选择其他用餐方式的。第 9 章会详细介绍如何快速而健康地选择食物。

 事实

《儿科学》杂志曾发表过一项针对 6 000 多个 4~19 岁的儿童进行的研究。该研究发现，任何一天，都有30%的儿童吃快餐。总的来说，经常吃快餐的人摄入的热量和糖比一般人多，而摄入的纤维、水果和（非淀粉类）蔬菜则较少。

许多父母依赖于孩子的学校食堂，认为学校食堂应该能够保证孩子每天吃到一顿营养均衡的午餐。然而不幸的是，在很多情况下，这种想当然的念头可能是不成立的。全国学校午餐计划，是一项由联邦拨款给学校的午餐帮助计划，在很大程度上依赖于乳制品和肉类产品。对学校午餐进行营养分析主要是建立在每周总菜单的平均数基础上的，这就意味着个别时候的学校午餐总的饱和脂肪含量可能会超过孩子需要的每日推荐量。此外，有些中学还提供学生按菜单点菜的方式，这种方式可能会使学生的营养情况更加不容乐观。油炸薯条、巧克力糕饼、炸芝士、包装好的炸土豆片和小吃，以及其他很不理想的食物额外供学生选择购买，甚至可以让学生用来替代常规的学校午餐。请仔细看看孩子每月的学校午餐菜单以及按菜单点菜的服务项。在有些情况下，或者说至少有那么几天，让孩子带着你做好的午餐去学校可能是更明智的选择。第 19 章我会详细介绍如何改善学校的食物选择。

忽视饥饿和饱腹感信号

理想的情况下，孩子（以及成年人）只有在感到饥饿的时候才会吃东西，一旦感觉饱了，便不再继续吃。然而不幸的是，孩子吃东西往往只因为食物看起来实在是太好吃了，或是出于习惯，到了该吃东西的时候了，或是仅仅因为感到无聊便吃东西。有时候，他们即使吃饱了，还依然吃个不停，因为他们的注意力集中在其他事情上，以至于习惯性地继续吃着东西。

 事实

在贝勒大学进行的学龄前儿童和食物分量大小的研究中，研究者发现，那些声称自己吃更多零食的孩子即使不是真的感到饥饿，在面对提供给他们的大分量食物时，也更有可能吃过量。BMI 更高的孩子也更有可能吃得更多。

当你发现孩子刚刚吃完一顿美餐，又去冰箱寻找食物时，你让他停下来并问他为什么还要吃，是因为饿呢还是因为无聊？如果他的答案是后者，请你挤出一点时间，带着他一起去找点事情做。更重要的是，每当他开始吃零食时，请与他谈一谈，让他问问自己是不是真的饿了。然后一起坐下来，列出他所能做的所有让生活变得有趣的事情，而不是以吃为乐。清单要丰富多样，既要有读书之类的安静活动，也要有户外活动。这样，他就可以根据不同的天气，或在一天里不同的时段做出不同的选择。将清单贴在储藏室的门上。下次孩子因为无聊而寻找食物时，这份清单有望促使他考虑自己是否真的饿了，如果他只是用吃来打发时间，这份清单将有助于激励他去做一些别的有趣的事情。

全神贯注进食

边吃边做其他事情，例如看电视、玩电子游戏、打电话等，会使人体会不到饱腹感。如果你被其他事情分散了注意力，你很可能会忽略这种会告诉你胃已经饱了的饱腹感。就是这种情况会导致你在看电影的时候吃掉一整桶家庭装的黄油爆米花。鼓励你的孩子用心进餐。要求孩子在餐桌上吃正餐和零食。进餐的时候，应该关掉电视机，尽可能地和家人坐在一起。

听取孩子的信号

为了确保孩子吃得好，父母总是用心良苦，所以往往会忽视孩子的饥饿和饱腹感的暗示。如果你晚餐还没做好，孩子却嚷着饿了，要吃零食，你是允许他先吃点有营养的东西呢，还是让他等着晚餐呢？如果他晚餐只吃了一半就说已经饱了，甚至还没有吃你为他准备的西兰花，你是允许他离开餐桌呢，还是要求他再吃一两口蔬菜呢？如果你坚持以用餐时间或者以盘子上留下的食物量来判断孩子的营养是否足够，当孩子说他饿了或已经饱了的时候，你等于是在忽视他的感受，你在强化这一观念——他的饥饿信号并不重要。结果，他可能开始忽视自己的感受。

作为社交活动的食物

以食物为关注焦点的活动可能会促使人们在没有感到饥饿的情况下进食。对于成年人来说，最典型的例子可能就是感恩节。但是儿童面临着多得多的这种以食物为主的场合，生日派对、学校里的节日活动、老师给的糖果、比萨派对、相约去冰激凌店等，不胜枚举。当你的孩子去参加一项这样的社交活动时，要确保让他知道，如果他不饿，他可以说"不"。如果场合需要，问问主人你是否可以提供一下零食。你提供一些健康的适合孩子和他的朋友们吃的零食，让孩子选择。更多关于孩子、食物和特殊场合的信息，请参阅第 14 章。

情绪化进食

对于年长的孩子来说，情绪化进食可能也会导致暴食问题。因为和朋友吵架，或是成绩单上成绩太差，孩子可能会通过吃掉一包饼干或其他食物来寻求安慰。他通过吃来让自己感觉好点，而不是向父母倾诉自己的感受。这种情况部分源于习得行为。当孩子遇到问题时，如果父母利用美食来分散他的注意力，而不是解决问题，孩子长大后，可能也不会掌握适当的应对技能。情绪化进食也不仅仅局限于孩子。如果孩子看到身边的大人通过吃巧克力来安慰受伤的心灵，他们就会认为饮食是处理痛苦情绪的一种可以接受的方式。

如果你认为孩子在遇到问题时不去解决问题，而是从食物中寻求安慰，请鼓励他与你谈谈他因为什么而烦恼。让他看看当你与配偶或其他人有冲突时，你是如何讨论这些问题的，告诉他这些事情给你什么样的感觉，你是如何解决这些问题而不是忽视它们的。向儿童或青少年心理治疗师寻求帮助也可能有用。

饮食失调症

如果你的孩子出现强迫性进食的行为，一口气吃掉大量的食物，他可能患上了饮食失调症。饮食失调症患者需要接受儿童精神病学家、心理学家或治疗师的治疗。暴食症（BED）在超重儿童和成年人中是最常见的，虽然 BMI 在正常范围的人也可能会患暴食症。这种病症最常出现于青春期以及成年早期，它也与抑郁密切相关。

下列潜在迹象可能是孩子患暴食症的征兆：

- 一袋又一袋的食物频繁地莫名其妙地消失；
- 有抑郁迹象；
- 坚持要求独自吃饭；
- 有明显的与饮食行为有关的悔恨、内疚或尴尬表现；
- 体重莫名其妙地增加。

对于患暴食症或其他饮食失调症的孩子，如果不先解决问题的根本原因，而是一味地让他努力减肥，这注定会以失败而告终。如果你怀疑孩子是暴食症患者，带他去咨询一位治疗儿童饮食失调症方面经验丰富的精神卫生专业人士。第 12 至第 18 章会更深入地讨论饮食失调问题。

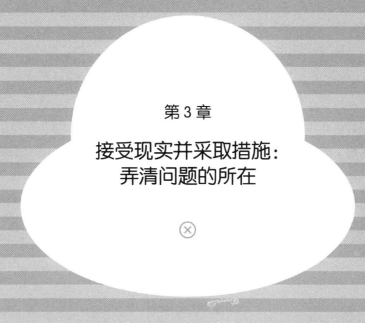

第 3 章

接受现实并采取措施:
弄清问题的所在

The Everything
Parent's Guide to the Overweight Child

作为父母，你可能会倾向于只看到孩子最好的一面，这就意味着你可能没有真正地接受他的体重问题。也许这需要你儿子的儿科医生提醒你，你儿子的体形有点超出其年龄的标准范围；或者是你的朋友委婉地提醒你，你女儿有点胖；也可能是你的孩子哭着回到家里说，学校里一些不顾他人感受的同学嘲讽他肥胖。这个时候你才第一次意识到这个问题。承认问题是帮助孩子的第一步；接受这个现实后，你才能采取措施。

孩子的健康体重

你的孩子应该有多重？孩子的理想体重不仅仅是图表上告诉你的一个数字，而是他感到自信、健康、强壮的那个数值，记住这一点是很重要的。孩子的医生可以帮助你确定符合孩子年龄的身体健康的体重范围。

儿科医生通过国家平均值——标准化生长曲线表——来确定你的孩子是否符合其年龄段的体重增长的标准。然而，关于你的孩子是奶粉喂养还是母乳喂养（母乳喂养了多久），是否是早产儿或极低出生体重儿（VLBW）等问题，以及任何慢性疾病或健康问题的病史都会对孩子的成长模式有影响，那么标准化的生长曲线表要如何应用呢？

不要太关注于孩子体重的那个"神奇的数字"。对于某个年龄来说，很大范围的体重值可能都被认为是正常的，而且这个范围还会基于以上所列出的那些因素而改变。在某些情况下，特别是体重突然增加，与身高增长不符，但身体的活动强度和饮食情况又没有明显的变化时，体重增加可能仅仅是因为长身体而已。

 警惕！

记住，体重不仅仅是个外形问题，更是一个健康问题。要关注的是自己的感觉是否良好，不要试图为了穿上某个特定型号的衣服或是为了达到同伴的体重而减肥。

记录孩子的生长曲线图

孩子的医生可能在孩子每次的常规体检时都会告诉你，你的孩子身高和体重所处的特定的百分位数值。和许多父母一样，你很可能点点头，也许会在婴儿保健手册或健康记录里做一个记录。除此之外，你根本不知道这些数字意味着什么。或许你还认为数值高意味着孩子长得好。在这里，我会告诉你这些数字究竟代表着什么意思。

图表的类型

你的孩子定期会在儿科医生那里测量身高和体重（3岁及3岁以内的儿童还会测量头围）。医生会在一张表格上填上这些信息。结果会显示你的孩子与其他同龄孩子相比，从出生开始的增长趋势。

你的医生还有几张其他国家标准的生长曲线表，用来衡量你孩子的生长指标，包括身高别体重、身长别体重、年龄别体重、年龄别身高、年龄别身体质量指数，以及年龄别头围（用于记录大脑发育及检测潜在的婴幼儿发育问题）。医生使用哪些图表将取决于孩子的年龄和医生的实践标准。

本质

> 2000 年美国疾病控制中心的生长曲线表是根据 1963—1994 年的调查资料制作的。该数据已作调整，以解释自 20 世纪 80 年代以来美国超重的儿童和青少年不断增长的原因。因此，这些百分比实际上并不反映确切的人口参数；例如，超过 5% 的美国儿童被认为体重超重。而且，此表用作这种类型的参考指南。

你孩子的儿科医生所使用的生长曲线表是由美国疾病控制中心 1977 年制定的，基于全国健康调查（NHES）以及全国健康与营养调查（NHANES）所收集的数据。美国疾病控制中心于 2000 年更新了这些图表，编入了新的数据，包括修订后的国家婴儿统计数据以及显示身体质量指数与年龄之间关系的新图表。

百分位数值

你孩子的测量数值，与其他同龄孩子的数值相比，会以百分比的形式表示出来。标准的美国疾病控制中心生长曲线表所包含的生长曲线范围是 5%~95%。还有一组图表的生长曲线范围是 3%~97%，用于在体重和身高上高于或低于标准的图表的儿童。如果你儿子体重对应的是第 95 百分位数，这就意味着美国同龄男孩中有 95% 都低于其 BMI 值，这也意味着他只比 5% 的受调查的男孩体重轻。数字本身并没有太大意义，但是当你将他的身体质量指数（该指数包含身高值）纳入考虑范围时，你就可以更完整地理解这个百分位数值了。

身体质量指数

美国儿科学会（AAP）建议每年对儿童和青少年的身体质量指数进

行计算和绘制，以评估其生长模式。针对 2~20 岁的儿童和年轻人，美国疾病控制中心在 2000 年推出了年龄别身体质量指数表。还有一张针对相同年龄段的身高别体重表。但是，美国疾病控制中心建议使用前一张表，因为它是更有效的筛选工具。

身体质量指数用来衡量你的孩子体重与身高之间的比例是否达标。尽管该指数本身不具有诊断性，但它能帮助医生筛选出有体重问题的儿童。这就意味着，一旦 BMI 值显示儿童可能存在体重问题时，医生还需要进行进一步的评估。请记住，年龄别 BMI 图表是不适用于 2 岁以下的儿童的。研究发现 2 岁以下儿童即使 BMI 值偏高，也不等于其存在体重方面的健康问题，或是成年后有肥胖的风险。

为了得到准确的体重指数，你孩子的医生首先会测量孩子的身高与体重。然后将身高和体重信息标注在相应的美国疾病控制中心年龄别身长图表和年龄别体重图表上。测量好这些数值，就可以根据以下数学公式来计算身体质量指数了：

身体质量指数（BMI）＝体重（磅）/ 身高（英寸）/ 身高（英寸）× 703

注意：这里的身高指的是人站立时的高度

或采用公制计量单位表示：

身体质量指数（BMI）＝体重（kg）/ 身高（cm）/ 身高（cm）× 10 000

测量

一旦计算出你孩子的身体质量指数，儿科医生就会在年龄别 BMI 图表上将其标注出来，以找出对应的 BMI 百分位数，也就是孩子的身体质量指数与相同年龄的其他孩子相比的情况。表 3–1 显示了体重过轻、存在超重风险以及体重超重三种情况下的百分比指标。利用这些图表对儿童进行评估时，身高别体重指标也包含其中。

表 3-1　体重指标

体重过轻	存在体重风险	体重超重
年龄别 BMI 百分位数		
第 5 百分位数以下	第 85—94 百分位数	第 95 百分位数及以上
身高别体重百分位数		
第 5 百分位数	/	第 95 百分位数

注意：与针对超重和肥胖的成人的参考值不同，儿童的超重指标是基于百分比而不是由一个特定的 BMI 值决定的。由于儿童依然处在生长发育期，所以在推算儿童的体重情况时，重要的是将其体重指数与同龄其他儿童进行比较，而不是像成人一样，采用静态的参考值。

 事实

> 如果你的孩子处在 2~5 岁之间，医生可能会采用身高别体重图表而不是年龄别 BMI 图表来标注他的成长值。美国疾病控制中心提供了这些生长曲线表，以供那些仍然转向 BMI 标准的儿科保健工作者使用。

这是脂肪还是别的东西？

如果你孩子的年龄别 BMI 值所在的百分比表明他超重或存在超重风险，医生就需要进行进一步的评估。需要确定的是，这是否只是单纯的重量问题，是否还存在其他潜在的问题。我再说一次，BMI 只是一个筛选工具——这个工具本身并不能够对体重问题进行诊断。一个因参与体育活动而肌肉发达的孩子，他的 BMI 值可能会偏高，但这并不归因于多余的脂肪。此外，父母肌肉骨骼结构偏大（身材高大），孩子的 BMI 值可能会更高，但他并没有超重。

为了明确孩子是否存在体重问题，医生应该进行以下额外的评估：

● **家族史**——医生会问你一些你的家庭情况或家族病史来查明是否存在体重问题或与体重相关的并发症的倾向，如 2 型糖尿病和心脏病。

- **体格检查**——你的孩子可能需要进行一些检查，看是否存在一些与体重相关的并发症，这些检查包括胆固醇检查、量血压和测血糖。
- **皮脂测量**——对肱三头肌（上臂）肌腹部位的皮脂厚度进行测量，数值在95%及以上的人，通常被认为存在体重问题。
- **身体活动及营养评估**——医生可能会询问你和你孩子有关孩子的营养摄入情况及运动习惯，以确定这两者之间是否存在不平衡，从而导致体重增加。

 事实

> 从出生到3岁，孩子的生长情况都被标注在年龄别身高图表和身长别体重图表上。在该年龄段，孩子的身长是以平卧（平躺）的姿势，而不是以站立姿势测量的。2岁孩子的生长情况也可以被标注在身长别体重或身高别体重图表上。

直面体重问题

自孩子出生时起，你就已经全身心地保护他免受任何伤害了。一旦发现他的健康和快乐因为体重问题而存在风险时，你可能会受到沉重的打击，你也许开始质疑自己是否是个称职的父母。你自己现在或是过去可能也面临着体重问题，所以你会认为孩子存在体重问题是难免的。你可能会否认问题的存在，认为孩子只是强壮结实、食欲好、块头大，所以体重越来越重是情有可原的。或许你会认为，他个头大是因为他身体正在慢慢发育。

不管你是如何开始正视这个问题的，重要的是你要原谅自己，然后继续前进。孩子体重增加的背后几乎总是存在着许多原因，我们不能单纯地指向其中任何一个孤立的因素。例如，基因遗传和家族病史是你无法控制的两个因素，但它们对孩子体形的影响是非常大的。即使你并没有每次都提供给孩子最健康的饮食，你让孩子多看了一个小时的电视，而没有鼓动他去锻炼身体，若将孩子的体重问题完全归因于你自己，这样既不公平也起不到什么作用。你已经认识到你需要立即采取措施，这才是最重要的。

驱除内疚和责任

内疚和责任对你是一无是处的。事实上，这些感觉可能会阻碍你帮助你的孩子变得健康。如果你把所有的责任都归于自己，你可能会走极端，试图解决和控制问题，不允许孩子在自身的健康方面发挥积极作用。这些消极情绪可能还具有感染性。孩子会更多地注意到你的情绪状态，如果他们注意到你的焦虑情绪与他们的体重有关，他们可能会认为这是自己的错。一旦孩子也感到内疚和自责，这些情绪就会特别具有破坏性，会伤害他们的自尊，尽管他们的自尊常常都是脆弱的。有罪恶和羞耻感的孩子也许还会很被动地去减肥，认为减肥只是为了赢得你的爱，为了使你感觉好一点。减肥需要孩子主动应对，因为对他的健康和快乐来说，减肥是积极而令人满足的经历。

向自己承诺，不管孩子现在的体重如何，你都不会感到难过。相反，他需要做出明智的选择，你要帮助他培养这个技能，帮助他实现自己的健身目标。

采取行动

帮助孩子减肥的第一步是咨询儿科医生或家庭医生有关孩子的健康状况。如果你意识到孩子存在体重问题，你可能已经与他的医生讨论过了。然而，你也许还没有得到你所需要的具体信息——如何采取有效措施解决这个问题。第二步是"与孩子的医生交流"，这样你能获得更详细的信息，与医生商量来为你的孩子制定一个安全有效的健身计划。

在咨询医生之前或之后，与孩子讨论健康问题也是关键的一步。要采取什么方式与孩子讨论这个问题，孩子的年龄是很重要的影响因素。大一点的孩子可能因为担心自己的体重问题来主动找你倾诉，然而年幼的孩子却很难将他们的体重与任何不健康的生活习惯联系在一起。不管孩子是什么年龄，你都要尽量避免将孩子与其同龄人作比较。与其他的父母交流孩子的体重和身高数据往往只会给你带来挫折感和不足感。这也会让你忽略这样一个事实，每个孩子的体形都会受到一组遗传基因及周围环境的影响。

与孩子的医生交流

是与医生进行一对一的交流，还是带着孩子去咨询医生，这个决定取决于孩子的年龄和性格。非常小的孩子是不会介意参与这样的谈话的，也许还会从中受益。（尤其是对年幼的孩子，塑造一个除了父母之外的权威人物，有时候会让新的生活方式实施起来更简单一点）因为体重问题而情感脆弱的大点的孩子，对于这种谈话可能会感觉不自在。青少年可能更愿意与医生私下交流。

如果你的孩子撇开你去见医生，你要确保很快从医生那里得到复述，了解如何帮助孩子成功地实施其健身计划。你可能会要求医生记下一些与孩子谈话的要点，然后发送给你。你自己决定如何不侵犯孩子的感受，但是你仍然能够得到你所需要的信息来帮助你的孩子成功减肥，你和孩子有什么不清楚的事情，你也可以进一步与医生联系。

要问的问题

如果孩子参加了你与医生的谈话，你要确保从正面的角度来构思所有问题。让孩子参与谈话也是很重要的。只有让孩子全心投入这个过程，并且使他觉得他的感受和参与是很重要的，减肥计划才能取得长期的成功。

与孩子的医生讨论的问题有以下几个方面：

- 孩子的体重与身高在其年龄别增长图表上的百分比是怎样的？
- 对于他的年龄和身高来说，理想的体重范围是多少？针对他的体形和病史，你认为他的特定的目标应该是什么？
- 他应该要维持体重或减轻体重吗？
- 如果他需要减轻体重，每周或每个月减多少磅对他来说是现实而安全的？
- 他目前的活动水平看起来合适吗？
- 你有什么可供参考的膳食计划或营养资料吗？你能为我们推荐一个注册营养师吗？

以上问题只是大体的指导意见。如果你孩子的病史里有慢性健康状况、食物过敏或其他复杂因素，你还要带着这些问题来讨论减肥计划。

你的期望

在你已经讨论了孩子目前的体重情况以及任何可能导致这个情况的医疗问题或环境问题之后，孩子的医生将会根据孩子的年龄、BMI 值，以及是否存在任何与体重相关的并发症，推荐给你一个维持体重或减轻体重的计划。

在许多情况下，孩子的医生可能会建议孩子在一段时间内尽量保持体重稳定，让他的身高赶上他的体重增长。如果你的孩子的 BMI 值位于第 95 以上的百分位，并有与体重相关的并发症，医生可能会建议孩子渐进式减肥。每个孩子的情况都不同，医生会有区别地评估你的孩子。一些减肥目标比另外一些花的时间长。不管是什么情况，最终的目标都是让孩子的 BMI 值低于 85% 的同龄儿童的 BMI 值。

警惕！

根据美国疾病控制中心，存在体重相关的并发症，需要降低BMI值的 7 岁以下儿童，每月不能减掉超过一磅的体重。对于 7 岁及 7 岁以上的超重儿童或需要减肥计划的儿童，每周减掉的体重不应超过一至两磅。

与孩子交流

对于学前儿童和小学低年级阶段的儿童，涉及体重的任何谈话应该都非常普遍。进行这样的谈话时，应该要激励儿童去享受更健康的家庭生活方式，选择更好的食物，多出去走走，以及限制其坐在沙发上看电视的时间。将体重引入话题可能没有必要，除非你的孩子自己提出来。如果你的孩子对自己的体形不在意，你慎重地对待这个问题可能会弊大于利，还可能将家庭对健康的关注变成一个关于外表的问题而不是关于健康的问题。

对于大点的孩子以及青少年，很可能他们已经意识到了自己的体重问题。突然改变家里的饮食，突然为家人注册新的健身馆会员肯定会引起他们注意的。无论你是多么替他着想，你的孩子都可能厌恶这种试图控制他的生活方式的专制行为。所以，坦率地讨论这个问题吧。让孩子知道健身是个挑战，全家都会与他一起承担，你会一直支持他。

关注健康而不是关注体重

你总是在教育孩子重要的是内在，永远不要以貌取人。这些你所经历的其他人生课程都说明了一点——外表并不重要。然而，孩子的同龄人、孩子每天接触的媒介，以及整个社会都在传递一个不同的信息——

以胖为丑，苗条才是时髦。

让孩子理解，你想帮助他减肥，纯粹是为了改善他的健康，这点是很重要的。现在，坦率而现实地说，你当然想要让孩子免遭肥胖儿所面临的痛苦，例如经常被其他孩子嘲笑、排挤。不幸的是，大一点的孩子很可能已经因为体形而体会了某种程度的精神上的痛苦。你的孩子甚至会渴望减肥带来的所谓的社会效益。即便如此，也不要将"苗条、美丽"作为健身计划的目标。否则，在健身过程中你会过于重视外表，并且无意中纵容了这一行为。孩子需要知道的是，不管他体形如何、外表怎样，父母都珍爱他。

最后一点，只有你强调这些习惯是为了长期的效果，为了让自己感觉好点、拥有更多的能量、增强力量和灵活性、降低与体重相关的健康风险，你所推进的这些健康的新习惯才会深入人心，成为永久的生活方式。

探索孩子的情绪

当你讨论孩子的体重问题并计划促进一个更健康的生活方式时，你也许会发现各种互相矛盾的情绪。你与他共同面对这个问题，他也许会感觉如释重负，期待着真实而积极的变化，他会感到兴奋。然而，他也可能产生不太有益的情绪，这样的情绪至少有以下几种：

- **生闷气**——你的孩子可能会因为体重问题而责怪自己，满怀愤怒。
- **将愤怒向外发泄**——你的孩子可能会对你生气，因为你"允许"这个问题发生了，或是因为你指出了这个问题。
- **无助**——你的孩子也许会感觉对自己的生活和体质水平失去了控制，这使得他坚信自己无法做出积极的改变。
- **否认**——你的孩子可能会拒绝承认自己超重的事实，尤其是如果相当长的一段时间里，没有任何人提及这个问题。
- **怨恨**——你的孩子可能会说他不想得到你的帮助，他讨厌你干预他的生活。

- **悲痛**——想到要放弃过去那些不健康的习惯，你的孩子可能会感
  到失落。

将这些问题与孩子谈透。鼓励他诚实地面对自己的感情，并保证，无论他与你分享什么样的情感，你都不会生气或失望。每个人都需要偶尔发泄一下，将这些情感流露出来是有益的。通常，孩子只是需要听到你的保证——你相信他，你会一直在他身边。

 本质

儿童或家庭治疗师也许在某些情况下会有帮助，尤其是当你的孩子似乎怀有强烈的愤恨或者怨恨，而你却不能通过与他谈心来解决这个问题时。这些负面情绪可能会阻碍减肥和健身计划的成功实施，也会给孩子和家里其他人施加过度的压力，所以有时候你需要一个中立的第三方来帮助分解情绪障碍。

向孩子放权

要想实现积极而健康的变化，另一个重要因素是允许你的孩子来帮助你规划将要走的路。教他学烹饪，让他规划家庭周末的健身时间，外出用餐时让他给自己点餐。孩子需要你的指导，但他也需要某种意义上控制自己命运的感觉。教他如何做出明智的选择，并确保他有足够的机会来做那些决定。

饮食与生活方式的改变

提到帮助孩子培养健康的习惯并提高体质水平时，要切记"规定饮

食"并没有什么用。帮助超重儿，并不是要让他彻底戒掉甜食并逼迫他吃西兰花，而是要开始一个全新的家庭生活方式。

将新的饮食方式当成"规定饮食"是行不通的，因为"规定饮食"意味着这只是一个短期的计划，一旦实现了体重目标，这个饮食计划就可能会被抛弃。而你是希望新的饮食方式会终生伴随你的孩子以及其他家人的。另一方面，"规定饮食"将锻炼排除在实现健康体重的目标之外了，尽管（正如我们现在所知）体育锻炼对于儿童和成人的健康来说是不可或缺的一部分。

与孩子谈论饮食变化时，不能简单地只提及"健康饮食"或"选择更好的食物"。强调适度也是关键。没有哪种食物真的是糟糕透顶的，关键是要在合适的时间，吃合理的量。对于努力要达到健康体重的孩子来说，每晚吃一大块加冰淇淋的巧克力海绵蛋糕，显然不好。但是偶尔吃块生日蛋糕是没问题的。为人父母，你肯定很清楚，越是不让孩子去做某个事情，孩子就越有可能去做这个事情。

创造一个支持性的环境

"照我所说的做，别照我所做的做。"这种做法会以最快的速度破坏孩子的健身目标。努力帮助孩子健身时，你需要树立榜样。回想一下，你上一次在没有得到足够支持的情况下努力放弃一个困难的习惯或做出人生的重大改变时，你是怎样的？也许那时你正在努力戒烟，而你的另一半却继续一天一包烟；或许你正努力坚持严格的预算，而你最好的朋友却每周拖着你陪她疯狂购物。你也许成功地实现了目标，也许没有。不管怎样，当你周围的人都不配合你，而是跟你对着干时，实现你的目标就要困难得多。

记住这点，你的整个家庭——包括兄弟姐妹在内，都应该通过努力改变生活方式来帮助你的孩子达到更健康的体重。橱柜里要时刻备有健康零食，要规划积极的周末活动，以及保持情感上的沟通。活动时刻，去公园或者骑自行车兜风都是极好的陪伴孩子的方式；安静的时刻，可以和家人聊天、下棋，或一起读书，以确保与孩子进行情感上的沟通，让孩子在艰难的时候体会到被爱与被支持的感觉。第4章会讨论如何让家庭更加关注你的锻炼活动和业余时间。

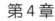

第 4 章

为更健康、更快乐的孩子
重新定义家庭生活

The Everything
Parent's Guide to the Overweight Child

你的孩子不会孤立地长胖，你也不能期望他只靠自己来减肥。制订一个切合实际的膳食和锻炼计划，并让全家人都遵循这个计划，是确保孩子成功减肥的至关重要的一步。对于有些家庭，这可能只需要对生活方式进行几个小的方面的调整。而对于另外一些家庭，这可能意味着要对饮食和健身进行全新的规划。

全家行动

不管你的家庭结构是怎样的，帮助你的孩子达到健康的体重都应该涉及整个家庭。不管你的家庭是传统的核心家庭还是单亲家庭，不管你是祖父母还是一个或者多个孩子的父母——每个人都能从良好的食物、锻炼中受益。而且，全家人一起为了身体健康而努力，家人之间情感上的联系也会加强。

说做就做

当家里有几个成员有体重问题时，家庭健身计划的好处是显而易见的。但是有时候，当父母和其他兄弟姐妹都很苗条时，人们就会误以为只有体重超重的孩子存在健康问题。请仔细地看看你的家人的身体健康状况。你们的日常饮食摄入量均衡吗？它包含很多营养丰富的天然食品吗？你们都达到了日常推荐的 30~60 分钟的标准活动量了吗？你们有花足够的时间来一起为这些重要的健康目标而努力吗？

世界卫生组织（WHO）估计，全球有 60%~85% 的人过着久坐不动的生活方式。由此导致的运动缺乏是全球十大领先的死亡和残疾原因之一。所以，如果你不属于好动的一群，和你一样的人还有很多。幸运的是，你现在还有机会采取行动。

 事实

据美国卫生和人类服务部称，美国有十分之七的成年人不定期锻炼。据估计，久坐不动的生活方式每年造成 30 万可预防的死亡，主要死于心脏病、糖尿病、中风等疾病。

对于那些饮食营养健康并定期锻炼的父母来说，健身计划一点也不稀奇。但是，将你的孩子完全纳入你的健身计划中，却是另外一回事。也许你每天都会去健身房健身，但是在享受家庭时光时，你却不鼓励体育锻炼。也许你在外面的时候吃着健康的食物，但是家里却储存着很多孩子喜欢的油炸食品、裹有糖衣的食品、反式脂肪食品。如果是这样的话，你就有必要调整你的个人健身目标，同时将孩子的需要也考虑进去。

促进家庭团结

美国人比以往任何时候都要忙碌，但是国民也比以往任何时候都锻炼得少。这个悖论往往首先造成的就是体重问题。父母有工作，有要承担的社会责任，而孩子有学业和自己的课外活动，所以很难找到合适的时间全家一起度过。现在请你坐下来，承诺每个周末至少将其中一天用来作为家庭时间，全家一起度过。如果你周末要工作，或者有其他不能调换的重要安排，那么至少选择两个周末的夜晚、工作日的下午或其他符合时间表的时间，来陪伴家人。当然，这样的时间越多越好，但至少要达到这个最低要求。

显然，你何时与家人共度时光，陪伴家人的时间有多长，这些都会是变量，你的日程安排可能会因为临时事件而需要调整。但重要的是，你需要做一个持之以恒的承诺，每周陪伴家人一定量的时间，并且要一直坚守承诺。只要你能找到合适的时间，你这周周二用来陪家人，而下周却是周三用来陪家人，这都没什么关系。

 本质

> 对于父母双方都工作的家庭，或是父母工作时间不固定，如两班倒、三班倒等的家庭，白天可能几乎没有时间用来进行家庭健身计划。如果孩子醒着的时间都是和照顾他的人一起度过，那么让这个人参与运动和营养日程安排是有必要的。

如果翻看日历，你发现对你来说一个月两次是更符合实际的目标，那你有必要做一个现实的检验。好好审视一下你要做的事情，以及孩子要做的事情，然后想想可以从哪里进行调整。使自己精力透支对你或你的孩子来说都没有什么好处。让你不参加与你工作或工作场所有关的活动可能是不现实的，但是你可以适当减少你的社会或社区性义务。或者说，减少工作时间也许是可行的。不管怎样，优先考虑一下，直到你找出合适的时间每周与家人团聚。

生活方式的改变

想到要规划全家的日程安排，你是不是感到不知所措？不要慌张。记住，你不需要立马改变一切，你可能会惊讶地发现，其实你家以往的日常安排中也有很多是积极、合理的。首先，记录一周家人的健身情况，然后评估一下你们的习惯，不管是好习惯还是坏习惯。记录下所有的三餐和零食（吃了什么食物，吃了多少，在哪里吃的）以及所有的锻炼活动。要对家里的每个人进行评估。如果家人中有成员不是那么积极地提供这些信息，那你就尽量去估算。尽量不要去质问；那样的话，你只会让家人处于防守状态，你很可能得不到准确的答案。

另一个方法是，给家里每个成员发一个笔记本，让他／她记录自己的饮食和活动情况。这种方法可以让每个人都参与进这个"诚实系统"中。你应该强调一下，这是一个非评判性的活动，不是为了挑个人的缺点，而是用于评估家里的日程安排，看看有哪些地方需要改进。

一旦你有了一周的家庭信息记录，接下来就安排一次家庭会议，大家一起坐下来分析一下你的这些数据，寻找一下其中的规律，比如哪些餐总是被遗漏，哪些餐家人是轮流吃而不是坐在一起吃的？

同时，你还要问一些额外的问题，比如：

- 有多少零食和三餐是在忙忙碌碌中匆匆吃的，或是一边做着其他事情一边吃的？

- 你日常的食物摄取量与美国农业部所推荐的每组食物的每日供给量大体相符吗？（详见第 6 章）

- 你的日常饮食中含有大量的新鲜、天然的健康食品吗？或者说，你的日常饮食基本都是加工食品以及包装食品吗？

- 你做的饭适量、搭配的食物合理吗？你是吃饱了就放下筷子呢，还是要把盘子里的食物吃干净才放下筷子？

- 你一天喝多少水？你会喝其他一些热量高却无营养的饮料吗？

- 孩子在学校都吃一些什么样的食物？他们在学校或在课外活动场所有机会从自动售货机或其他地方得到糖果和其他零食吗？

- 孩子每天进行至少 60 分钟的中等强度的锻炼吗？大人每天进行至少 30 分钟的中等强度的锻炼吗？

- 家人多久共同进行一次锻炼活动？

　　一旦你分析了家人的营养和锻炼情况，你就该开始设定一些你想和家人一起达到的目标了。

设立目标

　　目标不应该只是一个神奇的数字。相反，你首先应该专注于那些为了让家人更健康，你马上就能做出的改变。从较小的目标开始会好一些，比如，一天吃五份水果和蔬菜，步行送孩子上学而不是开车送孩子上学，给孩子准备营养丰富的午餐饭盒，而不是直接给孩子钱让他中午吃玉米热狗和土豆片。

　　你也应该建立长期的目标，包括国家规定的锻炼和营养标准。该标准要求孩子每天要进行一个小时的锻炼（成人每天 30 分钟），日常食物摄入量要遵循美国农业部的指导方针。没有一个人，也没有一个家庭是完美的，可能有几周你会实现这些目标，但有许多时候你是实现不了的。重要的是，目标总是在那里，让你有所追求。关于美国农业部的标准以及其他营养问题，第 6 章会有详细内容。第 10 章主要叙述孩子的锻炼。

别忘了使目标有趣

　　你不希望孩子晚上和家人一起散步时死气沉沉的。如果他们不喜欢你为整个家庭选择的某项活动，你要尽一切办法去尝试一些不同的活动，直到你发现他们乐意参与。让孩子轮流选择一些家庭出游活动，如滑冰、滑雪、骑自行车、划独木舟、划皮划艇、足球、网球、飞盘、高尔夫、保龄球等，这样的活动列都列不完。仅仅因为你以前从来没有做过，你就不愿意计划去溜冰场或去租独木舟吗？你更有理由去试试这些事情！你也许会发现一项孩子特别喜爱的新活动，或者说，你可能会发现这项活动不合你口味，但是和家人一起参与时，你至少玩得很开心。

警惕!

> 尽管有很多研究指出家庭聚餐好处多，但是有多达40%的美国家庭很少在一起吃饭。哥伦比亚大学2003年的一项调查发现，与家人一起吃饭一周达到5~7次的孩子抽烟和喝酒的概率要低21%。2003年发表在《青少年健康期刊》上的一项研究发现，与家人一起吃饭一周达到4次或5次的孩子多吃蔬菜、水果和奶制品的可能性明显更高。

搞新花样

记住，你不需要为了搞新花样而花很多钱购买体育用品或设备。租用的话会相对便宜些。如果连租用都可能会使得预算紧张，那么你可以寻找一些其他的方法来给那些不具有吸引力的活动增添些娱乐性。以家庭散步为例。尝试去一些新的地方，比如当地的森林保护区或海滩，将你们的疲惫行走变成走进自然之旅。添加一些项目供每个孩子在旅行过程中寻找，这样你们就可以玩寻物游戏了。如果你家的大孩子享受个人挑战，那就给他们买自行车里程表或者计步器腰带，让他们尝试在这些活动中完成一些新的距离目标。不管你选择做什么，都要让你的孩子体会到乐趣。如果大家对你目前的健身计划尽是抱怨和不屑，你要毫不犹豫地去改变方法。

要因人而异

制订家庭健身计划，你不应该去效仿邻居，甚至不应该要求孩子跟上爸爸妈妈的节奏。你和你的孩子都有自己特有的兴趣和才能，这些你应该去鼓励和培养。有时候这将要求你调整你的家庭健身计划，以适应这些差异。

比如有这样的情况：爸爸膝盖不好，所以去滑冰不是一个好选择；妈妈恐高，去滑雪场会使得她一天都心惊胆战。那么，你可以将家庭活动分散开，以适应不同人的身体需求和兴趣。妈妈带着一个孩子去滑冰，而爸爸则带着其他的孩子去滑雪。当天晚些时候，或是在下次家庭出游时，孩子们可以交换一下。

在饮食方面，适应家庭成员的特殊需要也很重要。如果你的孩子有食物过敏，而你的配偶的饮食需要限制胆固醇或钠的含量，那么在平衡你的家庭饮食计划时，你就需要考虑这些额外的需求了。好的方面是，如果你一直都特别关注家人的饮食，那么对你来说，调整整个家庭要享受的健康膳食计划可能就没那么难了。

每个人都是赢家

对于没有竞争力的孩子或是运动细胞不发达的孩子，如果让他们总是去比赛，看看谁会是最棒的，谁能战胜其他人，那么他们会开始害怕家庭活动的。尽管孩子的年龄会影响到你所分享的家庭活动，你也应该始终有这样的意识：类似年龄的孩子在某些事情上可能会有非常不同的专业水平。如果你家有这样的情况，而你的孩子似乎被兄弟姐妹们的运动能力所吓倒，那么你一定要将你的家庭时间集中在非竞争性的活动上，让各种健康水平的孩子都能享受到这些活动。徒步旅行、游泳、骑自行车等可能适合你的家庭。

要有灵活性

尽管每周定期执行家庭健身计划很重要，但你也要认识到，一次特别难的家庭作业、一个工作上计划外的会议、一个校园话剧，或是任何其他的临时事件都有可能偶尔会打破你的家庭计划。你要心甘情愿地跟着计划表走，也要在必要时加以调整。然而，你应该明确表明，所有的家庭成员，如果要计划个人的没有父母参与的社交活动，都有责任事先通知你，以便于你提前规划。你不能完全依赖于你那些年幼孩子的记忆，但你可以要求他们尽自己所能来承担责任。

疑问

我的孩子总是在当天早晨才告诉我他那天有童子军会议或重要比赛，都到最后一刻了，我怎么能计划家庭时间呢？

追踪你的年幼孩子的日程安排应该是很容易的。然而，除非你不断追问，否则大点的孩子或青少年总是直到最后一刻才通知父母有重要事情。在每周上学之初，问问孩子这周是否有一些重要的任务或计划中的学校相关事件，并在家庭日历上标记下来。同时，也鼓励你的孩子自己将事件写在日历上。

对于你要做的事情，你也应该灵活对待，如果天气或其他不可控因素妨碍你的计划，你要有其他备选。如果下雨妨碍了你们骑自行车的冒险活动，那么去室内社区泳池游泳可以作为一个后备计划。

最后一点，在给挑食的人安排饮食时，有灵活性是必需的。不管西兰花对孩子的身体有多么好，如果孩子讨厌西兰花，不要逼着他吃。如果他了解并喜爱吃胡萝卜和四季豆，可以让他每天晚餐吃这些。这并不意味着家里其他人也得放弃吃西兰花。你也可以考虑以不同的方式为家里其他人准备西兰花——以不同的形式呈现，挑食者说不定还会觉得它看起来不错。

家人口味可能差别很大，提供各种各样的美味、营养的食物是讨好他们的最佳方法。不要让自己或配偶连续花好几个小时的时间待在厨房里，在你准备食物之前，让孩子来对食物进行选择。这样，你就可以确保他们至少会吃你准备的某些食物，食物也就不会被浪费了。

家里只有一个孩子超重的情况

如果兄弟姐妹都很苗条，体重超重的孩子就会更加担心自己的体重问题，尤其是，如果有哪个兄弟姐妹嘲笑他的体形的话。在与兄弟姐妹发生激烈冲突的时候，再好的孩子也会说一些伤人的话。务必让孩子们知道骂人和嘲笑都是不能被容忍的，一旦有这样的事情发生，你一定要立刻让他们尝到后果。

兄弟姐妹的推动作用可能也会因为嫉妒、不满的情绪而复杂化。当家人全都在关注减肥问题时，孩子可能会感到嫉妒，因为他认为他的兄弟或姐妹正得到家人的额外关注。一方面，这个体重超重的孩子也可能会嫉妒他的兄弟姐妹，因为他们不需要努力减肥。另外，关注健康饮食和锻炼活动是进行惠及全家的家庭生活方式改变的一个方面，也能够分散掉一些这样的情绪。

挑战和改变

不管孩子的体重怎样，所有的孩子都能或多或少地受到你的新的生活方式的挑战。比如，你的那个又瘦又不爱运动的女儿可能会受到激发，开始一项新的运动或运动技能；你那个喜欢烹饪的儿子也许会想出有创意的方法来提供新的健康的菜肴。

全家共同面临新的挑战会加深孩子与父母之间以及兄弟姐妹之间的感情。让孩子们参与到活动中来，彼此之间建立一种合作的关系而不是竞争的关系。大哥哥或大姐姐也许能够教年幼的兄弟姐妹们滑板技巧或一些新的投篮方式。除了获得健康上的回报，你的孩子们也会从生活方式的转变上受益匪浅。让他参与新的活动，尝试新的食品可能会激发他的冒险精神，使他更愿意尝试其生活中所有领域的新事物。

避免不满情绪

如果碳酸饮料和高糖分零食一度是你家的常规主食，突然拿掉它们可能会引起孩子们口头上的抗议。那些没有体重问题的孩子可能会很容易地将这样的禁食活动归咎于体重超重的那个孩子。那么，你要尽量先亮出责任牌，你先要让孩子们明白，你是为了全家人的健康，才在家庭生活方式上做出这样的改变的。

 本质

> 如果你的孩子对这种新的饮食方式不够热衷，试着通过烹饪挑战的方式来激发他们的兴趣，看看谁能做出最健康、最美味的饭菜。让年龄小的孩子与年龄大些的孩子或父母组成一组，不管是到超市购物还是制作演示，都让他们全权负责。

你也许想谈论，对于任何人来说，不管他苗条还是肥胖，年轻还是年老，某些之前偏爱的零食是多么糟糕的选择，因为这些零食富含反式脂肪且缺乏营养。要确保你旁边总有足够多的健康零食可供你所有的孩子来选择，比如新鲜水果、全麦饼干、酸奶以及其他孩子们心仪的食物。准备好回答那些不可避免的问题吧，比如：为什么他们以前可以吃这个、可以吃那个，现在却不可以吃了呢？请如实回答。让孩子们知道你并不是完美的，你和他们一样正在了解更多关于健康食物的信息。告诉他们你之前偏爱的一些食物也是不健康的，你开始也许会想念这些食物，但从长远看，你会收获健康和力量，这完全可以抵消这种感觉。

鼓励移情法

每个父母都希望自己的孩子能够体谅他人的感受和需要。然而，宽容并不总是从家里开始，孩子们往往会对自己的兄弟姐妹说一些伤人的话，这些话他们甚至从未想过会对自己的朋友甚至是完全陌生的人说。当他们说伤人的话或抱怨自己的兄弟姐妹时，提醒他们你所希望他们遵守的金科玉律——你这样对待别人，如果别人以同样的方式对你呢？问问他们，他们要是得到同样的待遇，他们会怎么想。记住，在这种兄弟姐妹间的战争中，你那超重的孩子也不是没有过错的，因此，在管教和使用移情法时要确保自己公平。

当你看到孩子们在语言和行动上尊重兄弟姐妹的感受时，要赞扬和鼓励他们以强化他们的这种行为。别忘了要言传身教——想一想，为什么这个平时善良的孩子会捉弄自己体重超重的妹妹呢？你是不是过于关注她的问题而忽视了他的需求呢？他是否对自己在家里的角色和重要性感到不确定呢？你要做一个善解人意的父母，设身处地地为每个孩子着想。

避免扮演食品警察的角色

自我们出生时开始，自主控制吃饭的时间、吃的分量以及吃什么一直都是与独立意识密切相关的。想要吃东西的婴儿会大声哭，让你知道他饿了，喂他的时候他会吃到自己饱了为止。当你开始喂婴儿固体食品时，不喜欢吃胡萝卜泥和鸡柳的孩子会立即表达不满，不管谁喂他吃，他都会吐出来。自主控制食物的摄入对于孩子的自尊、独立是很重要的，对于学习一生的健康饮食习惯也是很重要的。

记住，你不是食品警察。你要做的是提高健康的自我调节能力，而不是控制孩子吃进去的每一口食物。你要做一个守护者，给孩子提供健康的食物，并对他进行营养和健康方面的教育，让他在外吃饭的时候也能做出明智的选择。你不可能时时都陪在孩子身边，不可能每一天都与孩子在一起。即使现在是这样，你也不可能永远陪着他。他需要投入和控制自己的健身计划，因此请尽量退后一步，让他自己来掌舵。

如果你看到他在吃一些不该吃的东西，不要干涉他，不要唠叨。想想看，这样的场景是怎样展开的？你要怎样做才能防止这类事情再次发生？首先，家里是不是有这些不该有的食物？你是否提供了其他合适而美味的食品来供他选择呢？如果孩子因为当天在学校过得特别糟糕或者情绪低落而饮食不当，鼓励他与你谈一谈这个问题，让他不要从食物中寻求安慰。让他知道你会一直支持他。因此，下次遇到类似的事情，他可以向你求助，而不是从食物中寻求安慰。

对你的大家庭进行教育

你的孩子一直在努力地实施他的健身计划，吃得健康营养，并且对自己取得的进步也感觉良好。然后他有个周末去拜访了祖父母。在祖父母家里，没有食物的限制，他想怎么吃就怎么吃。他吃到了很多美味的食物，有巧克力饼、三明治，而且他还一边看电影一边喝了大量的碳酸饮料，吃了满满一大筒黄油爆米花。回到家后，他要么会感到受挫和沮丧，要么会挑衅地说，还是祖父母爱他更多，因为他们会给他吃他想吃的东西，而你不会。

追踪一下孩子在外的情况

但愿所有大家庭的成员或亲密朋友在招待你的孩子时都会支持你的家庭健身计划，并提供条件，让你的孩子可以像在家里一样继续他的新生活方式。但是，即使他们不理解或不相信你在做什么，你依然有一些方法可以确保你的孩子在别人家里能够继续他的健身计划。以下有几点建议：

- **主动原则**。让他们提前知道你的孩子正在进行健身计划，非常清晰地列出他每天的饮食和活动需求。

- **携带原则**。将孩子菜单计划上的食物和饮料携带过去，如果主人喜欢烹饪，你也可以提供一些健康的食谱。

- **低调原则**。你不希望让孩子的饮食成为受关注的重心，让他感到难为情。和大人们私底下说一下，让他们知道他正在努力使自己更健康。

- **对健康采取强硬态度**。如果你强调孩子的医生认为你的这些饮食要求是必要的，孩子的祖父母或其他亲戚不太可能会因为这些饮食要求过于苛刻，而不执行的。

- **建议你换种做法**。让祖父母及其他亲戚知道哪些健康的选择是可以接受的，这样他们就会给孩子提供合适的食物。

- **鼓励体育锻炼**。如果孩子在祖父母家时总是窝在沙发里看电视，要求祖父母限制看电视的时间。

在有些情况下，孩子的祖父母、其他年长的亲戚或朋友可能受到身体的限制，无法进行长距离的散步或参与其他活动。通常你只需要稍微动点脑筋就可以克服这个障碍。你可以建议孩子在院子里做一些家务，比如园艺工作或是其他需要一定活动量的家务。遛狗或洗车也是外出活动的好方法。如果附近有跟你的孩子差不多年龄的孩子，他也许可以和他们玩一些户外游戏。

 本质

当孩子在亲戚或朋友家庆祝节日或特殊活动时，你不希望他吃太过丰富的食物和甜点。同时，你也不希望他身边的人吃着蛋糕和冰淇淋时，他却吃着一盘胡萝卜条。告诉主人，他可以吃些派对食物，只要适量就行。第14章会有详细的内容，告诉你如何应对这种特殊场合。

来自大家庭以及朋友的爱和支持对孩子实现他的健身目标会大有帮助，因此你要花些时间去适当地与他周围的人沟通。

第 5 章

减肥 101

The Everything
Parent's Guide to the Overweight Child

理论上，减肥是一件简单的事。你所要做的就是确保孩子燃烧的热量比摄入的多。但是，正如你已经知道的，或许是你亲身体会的，减肥并不是件容易的事。新陈代谢、荷尔蒙变化、社会因素和心理因素，以及个人和家庭的推动力，通通都发挥着重要作用，以至于减肥根本不是一个简单的过程。随着孩子渐渐成长，情感上逐渐成熟，他的健身需求也会发生变化。为了使体重和健康都保持在良好的状态，父母的指导仍然是重要的。

减肥的生物学原理

你的孩子摆脱多余体重的唯一方式就是让自己消耗的热量比摄入的多。如果他摄入的热量高于他日常活动和身体发育所需要的量，而他也不将这多余的热量用来锻炼或消耗在其他活动上，这些额外的热量总得要去某个地方吧，那么他的身体就会吸收这些额外的热量，并将其储存为脂肪。相反，如果他削减自己每日摄入的热量（或使它们保持稳定），并提高活动力度，他的身体就会将这些储存的脂肪转化成能量。

孩子的新陈代谢速度也会影响其减肥的快慢。另外，荷尔蒙变化（例如，进入青春期的荷尔蒙变化）也发挥着重要作用。根据孩子年龄和性别的不同，他所需要摄入的热量也不同。表5-1列出了根据美国农业部推荐的男孩和女孩不同年龄所建议需要的每日热量。

自写这本书起，美国农业部营养政策和促进中心就在着手开发美国农业部《食物金字塔指南》的修订版。这里所提供的儿童每日热量需求信息是以食物金字塔所使用的日常食物摄取模式为基础的。新的《食物金字塔指南》于2005年完成。这里分别提供了2004年的热量标准（表5-1）和预计的2005年的推荐热量标准（表5-2）。

新的食物金字塔中针对日常食物摄入所建议的热量需求是以医学研究所的参考食谱报告（2002）为基础的。

请注意，这里包含的有关食物金字塔的所有新信息都是基于2004年年初美国农业部提出的初步草案，并不反映此时间点之后所作的改变。同样的，这里提供的信息很可能与最终发表的版本不同。请随时咨询孩子的医生或他的注册营养师，了解最新的官方膳食标准，以及这些标准如何适用于孩子的特殊营养状况。

表5-1　日常热量（卡路里）需求（自2004年5月起）

年龄	女性	男性
1~3	1 300	1 300
4~6	1 800	1 800
7~10	2 000	2 000
11~14	2 200	2 500
15~18	2 200	3 000

表5-2　日常热量（卡路里）需求（预计2005年）

年龄	活动水平	女性	男性
2~3	久坐型	1 000	1 000
	低活动型	1 000~1 200	1 000~1 400
	活跃型	1 000~1 400	1 000~1 400
4~8	久坐型	1 200	1 400
	低活动型	1 400~1 600	1 400~1 600

续表

年龄	活动水平	女性	男性
4~8	活跃型	1 400~1 800	1 600~2 000
9~13	久坐型	1 600	1 800
	低活动型	1 600~2 000	1 800~2 200
	活跃型	1 800~2 200	2 000~2 600
14~18	久坐型	1 800	2 200
	低活动型	2 000	1 400~2 800
	活跃型	2 400	2 800~3 200

久坐型指的是除了日常的生活活动之外不进行常规锻炼的类型。低活动型指的是定期进行锻炼——每天以大约每小时 3~4 英里的速度步行 1.5~3 英里的类型。活动型指的是定期进行锻炼——每天以大约每小时 3~4 英里的速度步行超过 3 英里的类型。

3500 卡路里的方程

食物的热量实际上是以千卡为单位的——1 千卡的热量为 1 千克的水温度上升 1 度所要吸收的热量。脂肪富含热量，而蛋白质和碳水化合物所含的热量较低。（每克脂肪的热量为 9 卡，每克蛋白质或碳水化合物的热量为 4 卡）

如果要减掉 1 磅的体重，你的孩子需要燃烧的热量要比摄入的热量多 3500 卡。实现这一目标的最佳途径是同时调整饮食和运动。追踪饮食和活动的健身日记能够帮助你确定他是否摄入了超过其年龄需求的热量。在孩子的日常生活中，仅仅每天增加 1 小时的家庭行走就能燃烧掉多余的 440 卡的热量，照这样计算，在热量的摄入没有任何调整的情况下，一年总共可以减掉 6 磅的体重。

记住，可以削减的最佳类型的热量是那些营养含量低的食物的热量，薯条、汽水、糖果、所有油炸的食物——在现代美国饮食中寻找适合删减的目标并不难。

新陈代谢

　　新陈代谢指的是生物体与外界环境之间进行能量交换以及生物体内部进行能量转变的过程中，生物体内部的化学和细胞变化。当一种物质（食物或药物）被引入生物体进行代谢时，它会被分解和加工，以用于提供生命活动所需要的能量。人体每天需要一个最少数目的能量来维持生存的基本功能（例如，呼吸、泵血、维持中枢神经系统机能、保持体温）。这个能量被称为基础代谢率（也被称为静息能量消耗量）。孩子日常所需的能量中 70% 都用于这些基本需求。

　　体重严重超重的儿童实际上比体重正常儿童的基础代谢率高，因为他们体重比较大，他们需要更多的能量来推动器官系统运作和基本的身体机能。表 5-3 提供了一个简单的公式，用于计算基础代谢率。

表 5-3　基础代谢率（BMR）

年龄	女性	男性
0~3	（61.0 × 体重）−51	（60.9 × 体重）−54
3~10	（22.5 × 体重）+499	（22.7 × 体重）+495 495 495
10~18	（12.2 × 体重）+746	（17.5 × 体重）+651

　　体重以千克为单位；每千克相当于 2.2 磅。

　　资料来源：国家科学院生命科学委员会，每日推荐摄入量（1989 年）。

 事实

　　荷尔蒙的变化会影响基础代谢。例如，女人（以及女孩）每个月月经期之前，基础代谢率开始上升，月经期之后，它会立刻下降。在青春期，男孩开始发展更多的肌肉组织，女孩则发展更多的脂肪组织。男性的平均基础代谢率比女性的大约高 10%。

　　基础代谢率能够帮助你确定孩子在睡眠或极端安静状态下所需要的最低

能量。但是，由于孩子不可能长时间久坐不动，你也需要了解孩子的运动代谢率（AMR）。这是身体一天内所有活动所需要的能量，小到穿衣服，大到跑马拉松等。非常活跃的孩子可能会燃烧掉相当于他们基础代谢率两倍的热量。

锻炼自然会提高孩子的新陈代谢，从身体储存的热量中寻求燃料。锻炼身体时，新陈代谢的提升会持续到活动结束后一小时。锻炼的另一个好处是，建立肌肉组织。肌肉组织需要更多的燃料——即使在孩子休息的时候。而脂肪并没有那么活跃。通过增加身体的肌肉量，孩子会更容易利用热量。

孩子饮食中的热量应该慢慢减少，温和地进行。如果你大大地减少了热量，人体的自然反应是通过降低新陈代谢来节约能量，它会进入一个伪饥饿模式，那些热量会以脂肪的形式储存以供日后使用。除此之外，孩子的生长发育可能会失去重要的营养物质。虽然可能会取得临时的减肥效果，但是，孩子经历的剥夺感不会构建你想要鼓励的那种终生保持体重的技能。

新陈代谢也会受到体重增加的影响。随着身体脂肪的增加，孩子的新陈代谢会降低，以达到所谓的"定点值"，或者说实现新的更高水平的热量/能量平衡。让孩子的新陈代谢持续有效运转的最佳方式是鼓励孩子少食多餐，而不是一天吃一顿或两顿大餐。通过这样的方式，身体一天消耗的热量就会与其摄入的热量持平，相反，如果一次性摄入过多，身体就必须将多余的热量储存为脂肪。孩子用餐之后，由于身体需要消化食物，孩子的新陈代谢率实际上会暂时提高。身体消化食物或新陈代谢的过程大约会消耗掉该餐所摄入的 5%~10% 的热量。

 事实

> 孩子的新陈代谢比成人要快得多。新陈代谢会随着年龄的增长而自然减缓，虽然定期锻炼可以帮助再次加快新陈代谢。灌输孩子健康的健身习惯在孩子成年后会对他大有益处。

也有一些内分泌疾病，比如库欣病，会影响人体的新陈代谢，导致体重过度增加。关于这些罕见的，但会造成孩子超重的可能的原因，第 1

章里有更详细的信息。

饥饿感与食欲

大脑的食欲中心位于下丘脑。下丘脑的外侧控制食欲信号,下丘脑的内侧控制饱腹感,或充盈感。下丘脑是内分泌系统、罹患器官和腺体的总开关,起着调节身体的新陈代谢、生长发育、性发育、饥饿等的功能。

饥饿感和饱腹感实际上是由一个自动调节的反馈循环控制的,该反馈循环检测血液中的激素水平并反过来分泌激素。一系列复杂的生化过程在大脑里调节饥饿、新陈代谢、体重之间的关系。有一种酶(活化蛋白激酶,简称AMPK)帮助打开胃口。当细胞里没有足够的葡萄糖能量时,活化蛋白激酶就会被激活。瘦体激素也作用于下丘脑,但它起相反作用——抑制食欲。然而,研究表明,超重或肥胖的人对瘦素有抵抗力。酪酪肽(PYY)是另一组已被人体实验证明了的食欲抑制激素,可以降低30%的食欲。与瘦素不同,超重的人对其似乎没有抵抗力。

 事实

瘦体激素发现于1994年,是由脂肪组织分泌的。它似乎通过作用于下丘脑的神经元来达到抑制食欲的效果。在动物实验中,注射的激素将储存脂肪的细胞转变成燃烧脂肪的细胞。脂联素,另一个最近发现的脂肪分泌激素,能够加速新陈代谢,帮助动物减肥。进一步研究这些激素可能会为新的体重控制治疗方案开启更多的大门。

饮食和锻炼:动态组合

不加强锻炼,只降低食物热量,对孩子和成年人来说,最终会导致体重增加。孩子的新陈代谢会认清这个游戏,从而放慢速度来节约能量,这样就会导致体重的反弹，并且使得下一轮的减肥更加困难。

时尚饮食倡导了这一理念——减肥完全在于饮食。不要让你的孩子卷入这一思路。在努力实现健康体重的过程中，锻炼和饮食一样重要。鼓励体育锻炼，让锻炼变成有趣的事——要记住，大多数年幼的孩子都喜欢外出，喜欢动来动去。

至于食物，低热量、营养丰富的食物是你孩子的最佳选择。尽量限制那些食品防腐剂、人造甜味剂含量多，但蛋白质、维生素、矿物质却含量少的减肥食品。第6章会详细讨论健康的食物选择。

获得医生的帮助

在让孩子达到良好健康状态的过程中，孩子的儿科医生是你重要的盟友。他可以帮助你确定孩子体重问题背后的生活方式因素（健康或激素问题较为罕见），他还可以帮助你确定孩子应该维持体重还是减轻体重。他还可以筛选出任何与体重相关的并发症。

美国疾病控制中心指出，对于两岁以下的儿童，目标往往是维持体重而不是减轻体重。这种方式让孩子可以保持自己的体重，不会因为限制食物热量，而导致剥夺了他们大脑发育和生长所需要的重要营养物质。这种保持体重的策略也适用于那些即将超重的孩子，以及那些超重却没有患与体重相关并发症（例如，高血压、高胆固醇）的2~7岁孩子。

那些需要逐步减肥（每个月约减一磅）的孩子包括如下几类：

- 2岁到7岁之间，BMI对应的百分位数大于或等于95%，且存在与体重相关的并发症。
- 7岁或7岁以上，BMI对应的百分位数介于85%~94%，且存在与体重相关的并发症。
- 7岁或7岁以上，BMI对应的百分位数大于或等于95%，不管是否存在与体重相关的并发症。

儿童超重问题的潜在的健康并发症在第1章已有详述。然而，这里我再总结一下。这类并发症包括高血脂（高胆固醇）、高血压、葡萄糖耐受不良（前驱糖尿病）、抗胰岛素性、肝脏脂肪变性（脂肪肝）、胆囊炎、睡眠呼吸暂停综合征，以及性早熟。

 警惕！

> 《美国医学协会杂志》2004年5月的一项研究发现，儿童和青少年的平均血压率自1988年以来稳步上升，部分原因在于不断上升的肥胖率。自1988—1994年，受调查的5 500多个美国儿童的平均血压值是104.6/58.4（收缩压/舒张压）。1999—2000年，平均血压值上升到106/61.7。

规划一个方案

如果孩子的儿科医生认为减肥更合适，目标是每月大约减去一磅。这可能听上去并不多，但是你要记住，孩子还在生长发育，随着时间的推移，他至少会长一些多余的体重。保守的方法是确保他不会快速减轻体重，并且仍然获得其成长所需要的营养。

设定目标

将孩子的目标设置为一个难以想象的体重数字可能会适得其反。尽管理想上，你希望他能达到一个适合其年龄的健康的BMI值，但更重要的是，他要把这个目标当作终生的冒险活动，而不仅仅是到达终点线的一场比赛。远离那些注重外表型或为了符合流行趋势的目标，要将精力放在获得健身技能上。下面有一些健康目标的示例：

- **保持稳定**。为孩子设定的最初的目标应该是使他的体重不再增加。
- **感觉好些**。如果孩子的体重问题导致了一些医疗并发症，如骨科问题或睡眠呼吸暂停，那么改善他的健康状态和心态才是重要的目标。
- **激励**！目标可以很简单，比如有足够的精力去挑战徒步旅行或去野营。
- **走得更远、更快**。如果你的孩子因为体重超重，走路的时候气喘吁吁，或由于长时间活动而感到不舒服，缓解运动会是很大的激励。
- **实现个人最佳**。有些孩子发现在一项有挑战性的活动中达到一个新的高度是他们所需要的动力。多走半英里或再游两圈可能是他们所需要的让自己保持专注的目标。

记录进展情况

在日志中记录下孩子（以及整个家庭）的健身进展情况也有助于激励他们，帮助解决问题，并保持健康生活的想法。关于饮食和健身的日志应该要合理准确、一致连贯、详细，这样才会有效。要鼓励他们完全诚实对待。让孩子知道这只是一个措施，并不是考试，没有人会因为错误而受到惩罚。

饮食和健身日志

除非孩子们太小，还不会写字，否则他们应该自己负责记录自己的饮食和健身日志。一日一记的日志簿或计划表让你的孩子可以每天记录一页，这对他来说也是一个很好的提醒。不过，任何形式的笔记本或日记本都行。如果他愿意,让他自己来挑选。

日志最好按时间顺序来记录,应该包含以下信息:

- **三餐**——孩子一天三餐所吃的任何食物,包括用餐地点和用餐时间。如果孩子有额外用餐,鼓励孩子记录下来,还要指出,如果他在用餐时做了其他的事情(例如看电视),也要记录下来。
- **零食(大小零食都要记录)**——三餐之间孩子吃的所有零食,以及孩子吃零食的具体时间。
- **饮料**——除了水之外,孩子喝的所有饮品。
- **活动情况**——锻炼活动,包括正规的(如垒球训练或体育课)和不正规的(如上学放学时步行,骑车去朋友家)。
- **休息时间**——孩子花多少时间来看电视、玩电子游戏,以及参与其他的坐式运动。
- **日记**——让孩子反思自己这一天过得怎样。这些记录能够帮助你确定饮食行为何时与情感或社会因素相联系。

孩子想要也需要有自己的隐私,所以,如果你的孩子介意与你分享他的日志,你要和他好好谈一谈。也许你可以这样来解决这个问题:让他在一个独立的空间记录自己的日记,并让他自己选择是否与你分享,前提是他感到这样做很舒服。你只问他是否在每一天快结束的时候花了几分钟记录了日志。即使你从来都没有机会看到他的日志,用这样的方式也会让你的孩子自觉地将他的情感与想法同他的健身行为联系起来。

因为你全程参与了这个事情,所以你最好也记录一个持续的家庭日志。你一直致力于灌输健康行为,你应该记录一下家庭每天的用餐和活动情况,以及你自己观察到的障碍和进步。尽量记录下这些信息:

- **三餐**——记录下你为家人所做的所有食物,包括所放的调味品以及饮料。如果你做了什么新品,记录下大家的接受情况,以及你下次可能会如何改善你做的饭菜。如果你愿意，你也可以记录下零食。

- **家庭活动**——确保你记录下所有的活动，既要包括园艺工作、家务，也要包括家庭散步、骑自行车活动。

- **购物清单**——在你的健康日志里记录下你的购物清单，会让你首先想到健康的选择。在你评估哪些健康食物受家人欢迎，哪些不受欢迎时，它还会使你持续更新你的清单。

- **成就**——孩子放学一回到家里，他真的要求吃水果零食吗？孩子有没有一天到晚在外玩，而没有太多提及要看电视呢？记录下家人所实现的成就，不管是大的方面还是小的方面。

- **每日总结**——与孩子日志部分所记录的一样，总结性的内容会让你大略记下当天发生的事件以及家庭的情感温度。如果孩子不愿意分享他的日志，那么你自己记录下这些事情会更有帮助。

 警惕!

> 购物前一定要列个清单。一旦你开始购物，一定要坚持按照清单内容来购买物品。冲动性购物曾导致许多健身计划失败。避开面包店，不要沿着一条条超市过道走，除非那里有你需要的东西（避免不必要的诱惑）。最后，如果可能的话，不要带着孩子购物。孩子不间断地恳求你购买裹着糖衣的早餐麦片以及他喜爱的其他不健康食物，这可能会磨损你的决心。

开始的时候，记录饮食和健身日志可能会显得任务艰巨，但是，如果你在每天快要结束的时候都腾出 10~15 分钟的时间来完成这个任务，很快这就变成了你的日常习惯。一旦你和孩子都处在最佳状态，保持定期记录，你就应该每周指定一个小时来查看记录结果，寻找其中的优点和缺点了。附录 A 提供了你可以使用的日志格式样表。

标记模式和问题区域

尽量全家一起分析你们的健康日志。鼓励大家完全诚实对待，要用心听孩子所说的话，即使你并不总是喜欢他所说的话。例如，如果他告诉你他讨厌你晚餐时突然做的豆腐，你不应该以豆腐的营养价值来捍卫自己的行为。相反，跟他谈一谈，有什么其他他可能喜欢的替代品，可以让你尝试一下。

孩子的用餐时间、用餐地点可以让你了解很多信息。你可能会注意到，下雨天你在家里坐着看电视时吃零食的量，是他平时在外吃零食的量的两倍。不吃早餐可能会使他午餐时贪婪地吃些不该吃的食物。记录下他的进食习惯的这种行为会使他更加意识到那些影响他健康的问题。在进行每周回顾时，谈论一下你和孩子注意到的那些迹象。

最后一点，每周分析时，关于当周的情况要尽量找些积极的方面来说，尤其是，如果你的孩子这周过得实在艰难的话。比如，在学校食堂用餐时，他克制自己，没有吃自己最喜欢的富含脂肪的食物；抑或是他放学步行回家而没有坐公交车。仅仅他每天坚持记录日志这点，你就该让他知道，他为自己的健康做出了这样的努力，你为他感到骄傲。

金牌奖章：孩子和动力

减肥可能是条很长的路，路上自然也有许多减速带。当然，告诉孩子他做得很好，这点始终都很重要，你的鼓励对他意义深远，尤其是在困难时期。但是，鉴于他的年龄和性格，在其他方面强化他的成就也可能是很有必要的。既然孩子不属于特别有耐心的群体，时不时地给予他们奖励也许会有助于他们保持热情和动力。

奖励机制：哪些行得通，哪些行不通？

金钱不能为你买来爱，也不能买到一个健康的孩子。因此，承诺孩子一辆新自行车、去迪士尼乐园玩，或是买个新电视机放在他的卧室等，都是不明智的。首先，因为奖品太好，如果孩子未能达到目标，他可能会崩溃。其次，如果他达到了目标，下一次你得提高奖品的档次——因为你可能必须通过持续提高奖品的档次来让孩子保持动力。

另一方面，小而有形的奖品对孩子来说可能是宝贵的动力，特别是对年幼的孩子。诀窍在于使他们快乐，使他们与众不同。确保让孩子明白，当他通过自己的努力取得成就时，最大的奖励就是成就本身。一种"飞行常客旅行计划"对孩子很有效，孩子通过这种奖励计划累计其健身任务的积分。孩子在不需要你的提醒或唠叨的情况下每天坚持记录健康日志、坚持一个星期每天步行到学校、帮忙做一顿健康的家庭晚餐——这些都可以获得积分。坐下来，给一些你认为有价值的任务（或孩子做起来有困难的任务）分配积分值，然后决定孩子挣得多少积分可以获得一个奖励。一旦你建立了一个奖励体系，你就要坚持其原则。如果你的孩子发现他可以纠缠你，使你改变规则，你就已经破坏了这个计划。

带有目的的奖品

至于奖品本身，你要记住计划的目的是什么。不用说，食物肯定不是一个好的奖品选择，使用食物作为奖品可能是成为体重增加的原因之一。最好选择一些能够对孩子的健身计划有推动作用的奖品——一次特别的旅行或其他活动，既有趣，又能活动身体。例如，动物园之行，海滨之旅，一个下午的骑马活动，或是周六去玩水上滑梯。而且这些活动并不昂贵。在家里后院进行一次露营冒险，或是骑行去城里最好的公园都是有趣的选择，这些几乎都没什么成本。

如果你必须奖励礼物或小玩意，就尝试一些鼓励运动的物件。球、自行车的新铃铛、扑蝶网，或者一个装满海滨生活玩具的塑料桶都是可行的。大一点的孩子可能会喜欢音乐，他们可以在散步时或是到溜冰场或游泳池时，听着随身听。将其中的一些东西藏起来，到了需要激励的时候或是目标实现的时候便拿出来，这个想法也不错。但你可能很容易忘记承诺的奖品或奖品给得太迟以至于激励的效果已经大打折扣了。

 事实

> 20世纪90年代，布法罗大学的研究者们开始了关于儿童行为修正和减肥的一系列研究。他们发现，那些因为减少了自己偏爱的久坐行为（如看电视）而获得激励或奖励的儿童，比那些直接被限制这些行为的儿童减掉了更多的体重。那些被迫远离电视和其他久坐行为的儿童，与那些受激励去寻找替代行为以自娱自乐的儿童相比，最终会更喜欢这些被禁止的行为。

内部动机

成年人经常使用消极的动机来对待个人减肥。这种动机你也了解，比如，买小两码的衣服，试图使自己穿上高中时穿的牛仔裤，或把自己肥胖的照片贴在冰箱上。这些对成年人来说可能适得其反，这些行为永远不应该在孩子身上尝试。所有这些策略都在传达一个信息——"你现在不够好"。如果你的孩子要达到或维持一个健康的体重和健康水平，他需要积极的动机。

当然，最佳的减肥动机是一个真正的内在动力——自我感觉更佳、感到健康。但是孩子（和成年人）往往会因为外表问题、来自同伴的情绪困扰，以及重视苗条、有形的社会对肥胖的歧视而受到刺激。当你和孩子一起通过改变饮食和运动来提高他的健康水平时，你要经常强调一点，他的体形并不影响他成为什么样的人。重申一下，体重是一个健康问题，不是一个外表问题。

 本质

> 给孩子树立一个良好的自我形象。你拒绝别人给你拍照吗？（"我要摔了那个相机！"）你很难接受别人的赞美吗？（"谢谢！但我今天看起来很糟糕。"）你会不断提到自己有多不足吗？（"我穿这件显胖。"）不要再进行这种消极谈话了，每次你禁不住批评自己时，尽量说些积极的话来应对吧，孩子会有样学样的。

对于那些似乎对自己现在的体重（他的体重并不健康）非常满意的孩子，该怎么办？首先，你应该感恩，你有一个对自己的外表很自信的孩子。这种自信往往比减肥本身更难以实现。要确保你不会向他传递这样的信息——他现在这样并不好，从而破坏了他的这种自信。再说一次，要将注意力集中于健康问题，让整个家庭都朝着健康的目标迈进，而他只是其中一员。如果他看到，家里每个人都致力于更多的锻炼，吃更健康的食物，他就不会觉得自己是个例外或开始质疑自己的外表。关于这方面的问题，请参阅第4章。

当不幸发生

每个人都偶尔会有跌倒的时候。你自己要站在孩子的角度想一想。如果你在节食或努力改掉坏习惯时一时犯了失误，你所爱的人对你唠叨或发火，是对你有利呢？还是使你更难以爬起来？如果你爱的人对你大喊大叫确实让你决心一劳永逸地获得成功，那么，在你们的关系中，你的自尊或你的安全感有没有受创呢？

大喊大叫、唠叨、惩罚，以及使人感到内疚，在孩子跌倒的时候都不能积极有效地帮助孩子。它们可能暂时会吓倒孩子，使他顺从，但从长远看，这些策略弊大于利。他可能会质疑自己对你的重要性，或是会转变想法，认为他健身的动机是为了你而不是为了他自己。

如果你在水槽里看见孩子丢下的空冰淇淋碗，或是发现他又用午餐费吃快餐，花一分钟静下来好好思考一下，控制住你的失望情绪。坐下来，不带有偏见地和他谈一谈是什么引发了他的这种失误。"我不知道"这种答复很常见，也极可能是真实的，因此，你再问些具体的问题。可用的替代品对他没有吸引力吗？他今天是不是很有压力？如果你能查明原因，下次你就更有可能和他一起阻止它。

 警惕！

> 　　错误的行为如果没有得到妥善的解决，可能很快就会演变成一种放纵。你的孩子可能会心烦意乱，或对自己生气，并且这些感觉对他是完全有影响的。让他回到正轨，并能从身体和情感上激励他的好方法是和他一起出去活动活动——轻快的散步、打一场球，或一起骑车游玩。这也是个好机会，可以谈一谈可能的诱因，并解决它们。

如果你的孩子对你撒谎，或使用欺骗手段，试图掩盖其在饮食上的放纵，你有理由心烦意乱，甚至惩罚孩子。坐下来和他好好谈一谈，要将关注点集中在他的欺骗行为上，你是因为他的欺骗而感到沮丧和失望，不是因为他在饮食上放纵了。

推进过去的停滞状态

当成年人到达一个时期，体重迟迟不降，而他们还没有实现最终的目标，这被称为遭遇瓶颈期。对于大多数孩子来说，这有点不一样。与成年人不同，孩子还在不断地长高，不断地发育。因此，一个停滞不前的体重数字会一直保持。随着孩子的成长，他们会更好地使体重适合自己。

但是，有些孩子可能会遭遇他们自己的那种健身瓶颈。前一秒一切都进展顺利，他们在维持体重或是慢慢地减掉自己的多余体重；而下一秒，他们又长了一两磅，即使他们吃得很健康，保持锻炼。仔细检查他们的健康日志也不能找出问题。那么，你要问问下列问题：

- **是因为肌肉吗？** 如果孩子一直做重量运动，或做些其他的可能会增加肌肉的体育运动，那么重量可能是来自肌肉。肌肉比脂肪重。
- **是因为青春期吗？** 男孩和女孩青春期会增加体重——男孩肌肉增多，女孩脂肪组织增多（不公平，但的确如此）。
- **是急速增长吗？** 孩子是不以稳定而缓慢的速度增长的。如果他们体重更重了，他们的身高很可能也长了不少。

首先，提醒孩子，重要的是他的感觉，而不是那个体重数字。如果这个减肥瓶颈期是其中一个瞬态原因导致的结果，这个状况很快就会自己解除。然而，如果你不能发现问题，而孩子的体重持续在上升，你该和孩子的儿科医生预约一下，以确保体重增加的背后没有疾病方面的原因。

第 6 章

正确饮食：食品的成分

The Everything
Parent's Guide to the Overweight Child

一份食物量是多大？合适的脂肪是什么？你如何弄清一份食物里是否含有合适的脂肪？你的孩子需要补充维生素吗？当你面对计划健康菜单的任务时，好好了解一下食物的成分是必需的。一个合格的营养师的帮助、一些好书，甚至一些你很有兴致的软件也是必需的。没有人说，养成健康饮食的习惯会很简单，但是，一旦你掌握了这些基本知识，你很快就会找到健康饮食的方向。

谁制定规则？规则是什么？

孩子吃的食物里有什么？你如何知道这些食物是否健康？如果你最近曾翻看报纸或看了电视，你很可能听到了一些新的报道，关于什么食物致癌，什么营养阻止癌变等。结果往往是信息量过载。如果你在孩子所需要的营养、维生素和矿物质上没有受过基本的教育（或是上过进修课程），去趟商店，或是拟一份菜单计划可能会让你头昏脑涨。

尽管标签法律在过去的五十年里有了明显的改善，所有的缩写词和听上去很神秘的营养素（如亚麻酸）使得那些术语很难区分。下面提供一些你要了解的首字母缩略词：

- RDA——膳食许可量，或者是符合大多数（91%~98%）健康人士营养需求的平均每日膳食摄入量水平（例如，14~18 岁女性青少年或 3~6 岁儿童）。

- DV——每日营养摄入量。每日营养摄入量建立在膳食许可量之上。它用于营养成分标签上，用来表明每份食品含有的某一特定养分的每日推荐量的百分比。这一术语替代了以前使用的"USRDA"（见下文）。

- DRV——每日参考营养价值。其以 2 000 卡和 2 500 卡热量为基础，参考脂肪、饱和脂肪、胆固醇、碳水化合物、蛋白质、纤维、钠和钾。

- RDI——每日参考摄入量。每日平均膳食营养素（维生素、矿物质和蛋白质）的摄入量的参考值（没有特定的年龄和性别之差）。正式的名称为"美国每日营养推荐量（USRDA）"。

- USRDA——过时的术语，指的是美国每日营养推荐量，1994 年从食品标签中删除，以免与 RDA（膳食许可量）造成混淆。现用术语是 DV（每日营养摄入量）。

- DRI——膳食营养素参考摄入量，由国家科学院（NAS）颁布的参考值，用于规划和评估健康人士的营养摄入水平。

- DRI 2002——能源、碳水化合物、纤维素、脂肪、脂肪酸、胆固醇、蛋白质、氨基酸等微量营养素的膳食参考摄入量，由国家科学院（NAS）颁布。

关于如何破译食品的营养成分标签，第 8 章会一步一步进行详细说明。

设定指南：重要记录

《营养与健康：美国膳食指南》（简称《美国膳食指南》），是美国卫生和公共服务部（HHS）和美国农业部（USDA）联合颁布的美国居民饮食指南，是所有联邦食品和营养政策的基础。该指南是建立在科学研究的基础上的，每五年更新一次，录入最新的研究成果。该指南也用于对注册营养师和卫生保健提供者的临床实践提供营养指导。

自 2004 年中期开始，美国卫生和公共服务部（HHS）和美国农业部（USDA）就着手编辑《美国膳食指南》的第六版，第六版中用新的图示法描绘了美国农业部的食品金字塔。新版本的目标之一是编入能源、碳水化合物、纤维素、脂肪、脂肪酸、胆固醇、蛋白质、氨基酸等微量营养素的膳食参考摄入量（DRI 2002），这是食品和营养委员会的医学研究所（国家科学院的一个部门）于 2002 年发布的一份报告。

本章中关于《美国膳食指南》的信息是自写这本书起（2000 年），至今可得到的最新版信息。由于第六版很可能会录入 DRI 2002 报告，所以本章也包含了那份报告的研究成果。

碳水化合物和纤维

碳水化合物，有时候被称为糖和淀粉，是人体葡萄糖的主要来源。一旦碳水化合物转化成葡萄糖，进入血液中，胰腺就分泌胰岛素，使人体细胞将葡萄糖转化成能量。葡萄糖对中枢神经系统的作用也是必不可少的。

纤维被认为是碳水化合物，但不同于糖和淀粉，它对血糖水平没有明显的影响。当你读着包装食品上的营养成分标签时，你会看到膳食纤维是包含在总碳水化合物条目中的，但它同时又作为单独的测量单位，因此你可以看出该食物的纤维含量。

纤维对儿童和成年人有好处，原因有很多。首先，纤维在胃肠道中不会显著分解，它吸水后膨胀，体积和重量增加，因此摄入一点纤维就使人长时间有饱腹感。其次，纤维促进心脏和胃肠健康。全谷物（如麦麸和纤维蔬菜）中所含的非水溶性纤维，使结肠清洁，而豆类、浆果、坚果和种子中所含的水溶性纤维，被人体吸收后会转化为胆固醇的胆汁酸。

本质

糖是一种碳水化合物，在营养成分标签上是包含在"总碳水化合物"条目中的。同时，糖也被单独列出，同纤维一起，位于总碳水化合物之下，因此，你可以看出该产品含有多少添加糖。美国农业部建议限制糖的摄入量。DRI 2002 报告指出，每日总糖量应该低于每日热量的 25%。

总碳水化合物的推荐量

美国农业部和美国食品和药物管理局关于碳水化合物的每日推荐量是总热量的 60%。DRI 2002 建议每日热量的 40%~65% 源于碳水化合物。1~18 岁的儿童，碳水化合物的推荐日摄入量为 130 克。

一些临床研究表明，经常食用高血糖指数的碳水化合物会降低有益的胆固醇，增加有害的胆固醇，长期提高血糖水平。然而，每日摄入太少的膳食碳水化合物也是不健康的，因为人体需要碳水化合物生成的能量来正常运行。更多关于碳水化合物受控的碳水化合物饮食，以及低碳水化合物饮食的血糖指数的信息，请参阅第 7 章。

纤维的推荐量

寻找全麦面包和谷类食品，如麦麸等，这些孩子喜欢且选择广泛的富含纤维的食品。其他好的膳食纤维来源于新鲜水果（含果皮）、爆米花、糙米，以及根茎类蔬菜等。成人每天应该摄入 20~35 克纤维。

DRI 2002 报告建议 1~3 岁的孩子要保持每天摄入 19 克纤维。4~8 岁孩子每天摄入 25 克。9~13 岁的男孩每天应摄入 31 克纤维，而 14~18 岁的男孩每天应该摄入 38 克。9~18 岁的女孩每天应该摄入 26 克的总膳食纤维。

脂肪和胆固醇

　　饱和脂肪、膳食胆固醇、反式脂肪酸（或反式脂肪）都会提高血液中的胆固醇含量，增加心脏病的风险，因此我们应该限制它们的摄入。不饱和脂肪提高良性胆固醇（HDL）的水平，同时，降低不良胆固醇（LDL）的水平，从而保护心脏。不饱和脂肪根据化学结构的不同，又进一步分为多不饱和脂肪和单不饱和脂肪。表 6-1 是关于各种食物中脂肪的信息。请记住，所有的脂肪都富含热量，因此，即使是不饱和脂肪，也应该适量摄入。

表 6-1　膳食脂肪和胆固醇的来源

饱和脂肪	
饱和脂肪含量高的食物	更好的选择
全脂牛奶、全脂奶酪和冰淇淋	低脂或脱脂牛奶、奶酪和冰淇淋、冷冻酸奶
黄油、猪油和热带油脂	不饱和食用油，如橄榄油和葵花籽油，液态人造黄油或自由传播的反式脂肪
肥肉和家禽的皮	瘦牛肉、去皮的家禽肉
膳食胆固醇	
高胆固醇食物	更好的选择
蛋黄	蛋白，或成分蛋（注意：适量的蛋黄是可以的，因为蛋黄含维生素 A、维生素 D 和维生素 E）
全脂牛奶、全脂奶酪和冰淇淋	低脂或脱脂牛奶、奶酪和冰淇淋、冷冻酸奶
肝脏及其他动物器官	去皮的家禽肉或瘦牛肉

续表

反式脂肪酸（反式脂肪）	
反式脂肪含量高的食物	**更好的选择**
烘焙食品和薯条	标签上不含氢化脂肪或部分氢化脂肪的产品
一些人造黄油和酥油 *	不饱和油或标签注明无反式脂肪的人造黄油
一些油炸快餐食品	用不饱和油在家做饭，或选择烧烤制作的食品
不饱和脂肪	
不饱和脂肪的来源	
脂肪冷水鱼（如鲑鱼、金枪鱼、鲭鱼、沙丁鱼）**	
植物油脂（如向日葵、红花、油菜籽、大豆）	
坚果和坚果油（如杏仁、花生、榛子、核桃、胡桃）	
亚麻籽和亚麻油	
牛油果	

　*一般来说，人造黄油的流动性越强，所含的反式脂肪越少。

　**鱼是极好的omega-3脂肪酸的来源，然而，它们也可能含有大量的甲基水银，这是一种神经毒素，对婴幼儿和胎儿的中枢神经系统有害。因此，美国食品及药物管理局和美国环境保护署建议婴幼儿和孕妇每周食用的鱼类不超过340克，并且不应该食用箭鱼、青花鱼、鲨鱼和方头鱼。

Omega-3 脂肪酸

　　儿童和成人都应该有规律地食用含Omega-3脂肪酸的食物。这些基本的饮食构成会降低心脏病风险，并且可能对一些精神疾病的治疗发挥作用。Omega-3脂肪酸包括亚麻酸（ALA）、二十碳五烯酸（EPA，含5个不饱和键）和二十二碳六烯酸（DHA，含6个不饱和键）。ALA主要存在于绿叶蔬菜、亚麻籽、亚麻油、菜籽油、大豆油、核桃和巴西坚果中。EPA和DHA存在于冷水鱼和鱼油中。母乳中也还有DHA，它对婴儿大脑和眼睛的发育起关键作用。

推荐量

《美国膳食指南》建议，每日总脂肪摄入量限制在热量的 30% 或 30% 以下，其中，饱和脂肪的摄入量不超过 10%。胆固醇摄入量每天限制在 300 毫克以内。DRI 报告建议的总脂肪摄入量涉及的范围要稍微宽泛一点——1~3 岁儿童每日总脂肪摄入量是热量的 30%~40%，4~18 岁儿童每日总脂肪摄入量是热量的 25%~35%，对于饱和脂肪与胆固醇没有特定的限制。

蛋白质

膳食蛋白质帮助增长肌肉，维持器官功能，对孩子的成长和发育至关重要。根据食物蛋白质所含氨基酸的种类和数量的不同，蛋白质又分为完全蛋白质（指的是它提供了人体无法自行生产的所有的 9 个氨基酸），或不完全蛋白质（指的是它不能提供人体所需的全部必需氨基酸）。肉、蛋、鱼和牛奶被认为是完全蛋白质的来源，而水果、蔬菜及谷类是不完全蛋白质的来源。完全蛋白质和不完全蛋白质都是均衡饮食的构成部分。不完全蛋白质来源可以被组合起来，以满足人体必需的全部氨基酸。

推荐量

一岁以上婴儿的蛋白质的每日参考摄入量（RDI）是 14 克；1~4 岁儿童的蛋白质的每日参考摄入量是 16 克；4 岁及 4 岁以上的儿童和成人的每日所需摄入的蛋白质量被设定为总热量的 10%。DRI 2002 报告建议，婴幼儿每日蛋白质摄入量为总热量的 5%~20%，而较大儿童摄入的蛋白质含量相当于当天热量的 10%~30%。

疑问

我儿子在所有食物里都放盐，加一点调味有害吗？我应该将它藏起来吗？

一茶匙的食盐含有 2300 毫克钠。另外，许多加工食品，如薯条和汤，钠的含量也高。人们摄入的钠很容易就会超过了其每日推荐的摄入量（2400 毫克或更低）。你可以尝试提供盐的替代品，例如在许多草药和香料的混合物中选择一种（检查一下标签隐藏的钠），并鼓励你的儿子在调味前品尝一下——也许他是出于习惯，而不是为了调味才去拿调味瓶的。

食物金字塔

许多营养师根据美国农业部食物金字塔和婴幼儿食物金字塔中概述的饮食需求来提出他们的建议，食物金字塔被认为是良好营养的基础。食物金字塔建议了以下食品的日常食用量（2~6 岁儿童应该食用其中的最低分量）。

- 面包、谷物、米和面团——6~11 份
- 蔬菜——3~5 份
- 水果——2~4 份
- 牛奶、酸奶和奶酪——2~3 份
- 肉、家禽、鱼、干豆、蛋和坚果——2~3 份
- 脂肪、油和甜品——少量

一般来说，较低的食用量是针对久坐的人（或年幼的人），而较高的食用量是为了满足活动量较大的人的能量需求的。

豆类、干豆和豌豆，在食物金字塔中实际上分属两个地方——蔬菜组和肉、家禽、鱼、干豆、蛋和坚果组。然而，你应该使用两者选其一的方法来搞清楚它们的作用。在大多数情况下，它们会计入你的蔬菜需求，但是，素食者和素食主义者会将它们计入肉类。唯一的例外是，如果你一天内食用多份豆类，一旦蔬菜需求已满足，你可以将它们计入肉类，反之亦然。

注意：食物金字塔中的一份与食品标签上列出的一份并不一定是等量的（参阅"严惩：分量控制"部分）。表6-2提供了《美国膳食指南》中美国农业部指定的食用分量。

表6-2　美国农业部食物金字塔食用分量*

食物类别	食用分量
面包、谷类、大米、面团类	1 片面包
	1 杯即食麦片
	1/2 杯煮熟的麦片、米饭或面团
蔬菜类	1 杯生绿叶蔬菜
	1/2 杯其他蔬菜，熟的或生的
	3/4 杯蔬菜汁
水果类	1 个中等大小的水果（如苹果或香蕉）
	1/2 杯切碎、蒸煮或罐头水果
	3/4 杯果汁
牛奶、酸奶和奶酪类**	1 杯牛奶或酸奶
	3/2 盎司天然奶酪
	2 盎司加工干酪
	1 杯富含钙的大豆饮料

食物类别	食用分量
鱼肉禽蛋、干豆、坚果类 ***	2~3 盎司熟瘦肉、家禽肉或鱼肉
	1~3/2 杯熟干豆或豆腐
	2~3 个鸡蛋
	5~15/2 盎司豆汉堡
	4~6 汤匙花生酱
	2/3~1 杯坚果

* 两至三岁的儿童，他们所需要的整体能量摄入较低，他们的食用分量相当于这里列出的标准分量的 2/3。乳制品类是个例外，所有年龄段都使用同一标准。

** 包括不含乳制品的牛奶替代品。牛奶和乳制品应该选择低脂或脱脂的，2 岁及 2 岁以下儿童除外。

*** 包括肉类替代品。

以流质食物为基础

　　足够的流质食物摄入量会有助于缓和孩子的情绪，促进皮肤健康，让孩子的所有器官系统运行平稳，以及防止便秘。许多食物（例如汤类、西瓜或葡萄）的含水量都很丰富，平均来说，孩子每天所需的液体摄入量有四分之一来源于食物。国家科学院建议：1~3 岁的孩子每天应该从饮料和食物中至少摄入 1.3 升（大约 44 盎司，用 8 盎司大小的杯子盛，相当于 5 杯半）水；4~8 岁的孩子每天应该摄入 1.7 升（56 盎司，相当于 7 杯）水；9~13 岁的男孩每天需要摄入 2.4 升（80 盎司，相当于 10 杯）水，而 9~13 岁的女孩需要 2.1 升（72 盎司，相当于 9 杯）；14~18 岁的男孩每天需要 3.3 升（112 盎司，相当于 14 杯）水，而 14~18 岁的女孩需要 2.3 升（80 盎司，相当于 10 杯）。

　　谨防富含糖的饮料。汽水就是明显需要防范的饮料，但是很多果汁也含有很少的水果，却以添加糖的形式含有大量的热量。美国儿科学会建议，对于 1~6 岁的孩子，果汁的摄入量要限制在 4~6 盎司，对于 7 岁及 7 岁以上的孩子，摄入量要限制在 8~12 盎司。

最健康的两个饮料选择是水（或无热量调味水）和低脂或脱脂牛奶。在孩子运动的过程中以及运动之后，要限制孩子饮用佳得乐之类的运动饮料。虽然这些饮料含有电解质，可以防止脱水，但它们也富含糖，所以不应该成为不运动时的主要饮料选择。

维生素和营养补充剂

各种各样的食物是基本维生素和矿物质的最佳来源。食物中的维生素和矿物质比各种瓶装品种要更易吸收，口味也好很多。如果你的孩子的饮食缺乏特定的营养素，不管是由于饮食模式（例如素食主义或挑食）还是由于健康状况，儿科医生可能会推荐营养补充剂。给孩子吃营养补充剂前一定要咨询医生，因为有些维生素和矿物质食用太多可能会对孩子的健康有害。

儿童饮食中所需的一些重要的维生素和矿物质包括以下方面：

铁

对于婴幼儿和进入青春期的女孩来说铁是非常重要的。青春期的女孩每天需要 15 毫克的铁，青春期的男孩每天则需要 12 毫克的铁。记住，人体只吸收大约 20% 的膳食铁（与动物性的相比，植物性的则更少）。将铁和富含维生素 C 的食物一起食用，可以促进铁的吸收。然而，如果将其与含有单宁酸（发现于茶叶中）或钙的食物一起食用，则会降低铁的吸收。

钙

青少年尤其需要足够的钙来促进骨骼系统的发育。9~18 岁的儿童每天需要吸收 1 300 毫克的钙（大约 3 份牛奶、奶酪和酸奶中所含的量）。4~8 岁的儿童每天应该吸收 800 毫克的钙（2 份）。1~3 岁的儿童每天应该吸收 500 毫克的钙（2 杯 8 盎司装的牛奶中含有的量）。如果你的孩子不能吃乳糖或对牛奶过敏，你可能需要在他的饮食中引入一个不含乳制品却富含钙的食物来替代乳制品，例如羽衣甘蓝菜或另一种深绿色绿叶蔬菜。

维生素 A

维生素 A 对免疫功能和细胞生长尤为重要。1~3 岁的儿童每天需要 1 000 IU（国际单位）的维生素 A；4~8 岁的儿童每天需要 1333 IU；9~13 岁的儿童的推荐日摄入量是 2 000 IU；14~18 岁儿童的推荐日摄入量是 3 000 IU。奶酪、蛋、肝脏和胡萝卜都是维生素 A 的良好来源。

维生素 C

维生素 C 是一种抗氧化剂，帮助促进伤口愈合和维持口腔健康，它还可能对心脏有保护作用。1~3 岁的儿童，每天需要 15 毫克的维生素 C；4~8 岁的儿童每天需要 25 毫克；9~13 岁的儿童每天应该摄入 45 毫克；14~18 岁的男童每天需要 75 毫克，而该年龄段的女童仅需要 65 毫克。柑橘类水果、草莓、西兰花、青椒和西红柿中都含有维生素 C。

维生素 D

美国儿科学会建议，对于没有定期晒太阳、没有每天至少饮用 500

毫升维生素 D 强化乳，或没有每天服用至少含 200 IU 维生素 D 的多种维生素营养补充剂的儿童和青少年，每天要摄入 200 IU 的维生素 D 补充剂。

 警惕！

过多的锌会损害孩子的免疫系统，导致高密度脂蛋白（良性）胆固醇降低，因此，在考虑给孩子添加锌的补充剂前要咨询一下儿科医生。1~3 岁的儿童，锌的摄入量不超过 7 毫克；4~8 岁儿童锌的最大摄入量为 12 毫克；9~13 岁儿童，每日摄入的锌不应超过 23 毫克；14~18 岁的青少年每日锌的摄入量应该保持在 34 毫克以下。

锌

7 个月 ~3 岁的婴幼儿每天应该摄入 3 毫克锌来确保身体的正常发育和免疫系统功能。4~8 岁的儿童每天需要 5 毫克锌；9~13 岁的儿童每天需要 8 毫克锌；进入青春期，锌的需求量有所提升，到 18 岁时男孩需要 11 毫克，女孩需要 9 毫克。大多数儿童都能通过饮食满足这些需求——牛肉、牡蛎、强化谷物、坚果和豆类只是其中一些富含锌的食物。

严惩：分量控制

盘子里总是堆了太多的食物，这是导致儿童和成人饮食过量的一个诱因。在过去的几十年里，包装食品、快餐、餐厅菜肴的平均分量大幅度攀升。面对堆得高高的盘子时，许多人都是顺其自然——本着"不浪费不缺乏"的理论和"不管我饿不饿，钱要花得值"的原则，他们总是会把盘子里的食物吃光。

记住，你的孩子是不能够吃掉成人分量的食物的。开始时少给些——每道菜一至两汤匙——确保如果孩子还想要，他可以再吃一些。给他提供各种各样小分量的健康食物也会减少那些他不喜欢的食物的浪费。

测量分量大小

在家的时候，让食物分量保持适当是你如今能实施的健身计划的一个简单步骤。在外用餐时它也能使你和你的孩子更好地认识到食物是否超量。对于包装食品，营养成分标签上准确地标明了食品分量。对于肉、家禽、鱼类，平均的分量通常是3盎司。

随身携带电子厨房秤总是不实际的，下面我提供一些典型的食用分量和估计分量大小的参照点：

- 3盎司鱼、肉或家禽肉，相当于一副纸牌或你的掌心大小。
- 一杯水果或酸奶相当于一个棒球或一个紧握的拳头大小。
- 一茶匙黄油或蛋黄酱相当于一个顶针或一个拇指尖的大小。
- 1盎司奶酪相当于一节 AA 电池或你的整个拇指大小。

营养成分标签上的食用分量或推荐分量大小是依据美国农业部食物金字塔制定的，但它们并不总是等量的。食物金字塔分量大小的测量是以标准的家庭测量工具（例如，杯子）以及每份食物的营养成分为基础的。营养成分的分量大小又是建立在食物的参照量——根据国家食品消费调查数据得出的典型分量的基础上的。食用分量有时候类似，有时候不同。要始终仔细查看标签。

 警惕！

　　自动售货机上一瓶20盎司的苏打水算作一份，对吗？不对。仔细阅读一下营养成分标签，你会发现它实际含有两个半的8盎司分量。这样的话，如果你不仔细阅读标签，你孩子的热量摄入也许是你认为的量的两倍多。

2003 年一项发表在《美国医学协会杂志》上的研究发现，1977—1998 年，无论是在家，还是在外面的快餐馆，咸味点心、甜点、水果和饮料、炸薯条、汉堡、芝士汉堡和墨西哥食品的食用分量都大幅增长。

防止食物分量逐渐变大

从商店到餐桌，有很多办法可以阻止食物分量的增长失去控制。

- **缩小尺寸**。买小的尺寸。如果买大号尺寸真的更划算，那么，将食物拿回家后，你要利用手头可重复使用的容器或袋子将食物分成合理的分量。
- **测量**。购买一个厨房秤和一套干态和湿态测量工具。
- **不要直接拿着袋子吃**。直接从袋子或盒子里拿零食吃的孩子看不出来他们真正吃的量是多少。相反，要按量配给一份到碗里再食用。
- **自己动手**。让孩子自己盛取自己那份，他们很可能会比你更适当地根据自己的饥饿程度来调节食物的分量。如果他们总是盛取过量，告诉他们开始要少取些，如果需要，再盛取一次。

在家分享食物，一盒装半份食物，有助于在外用餐时控制你的食物分量。更多关于明智又营养的餐厅用餐，请参阅第 9 章。

废除"盘子吃干净"综合征

孩子知道自己什么时候吃饱了。不要要求他们离开餐桌前要吃完盘子里的食物。这是一个专制的衡量标准（尤其是在你将食物装盘的情况下）。最终你只会教孩子无视他们的饱腹感信号，他们将习惯于吃过量。使用甜品来奖励孩子好好用餐也同样是个坏主意。除此之外，它会让孩子每天晚上都期待甜点，而不是当作偶尔的口福。

 本质

> 你的孩子每天需要多少热量，这要根据孩子的年龄、性别和活动水平来定。关于不同年龄和活动水平的男孩和女孩的热量需求，第5章有详细的信息。要使用包装食品的营养成分标签来确定卡路里数量，翻阅一本好的计算卡路里数量的书来计算新鲜农产品和其他未贴标签的食物。如果你喜欢小玩意，且负担得起价格，还可以从市场上购买能够计算特定分量食物热量的食物天平。

如果孩子说她太饱了，吃不完她的饭了，然后又想要吃些家里其他人吃的东西作为甜点，你应该说不吗？绕过这个难题的最佳方法是，将甜点做成一些有营养的食物，而不是含糖量高的食物，例如新鲜水果沙拉或者水果酸奶冻糕。

制定食谱

既然你知道孩子每天应该吃些什么食物了，你可以试试亲手制定食谱，这是个很好的想法哦。计划和购买一周所需的食物既能节省你的钱和时间，还能减少冲动饮食的机会。

最好的方法是先去找一个注册营养师来指导你设定每天的目标。如果你还没有去见注册营养师，或还在等待着你的预约，你仍然可以做一些总体规划。坐下来，列出那些家人喜欢的食物以及你想要尝试的新菜，然后根据食物金字塔的日常食用分量指南将它们搭配起来。为了提高营养价值，哪方面你能再添加点？哪些部分你需要替换掉？记住，有些食物可以满足多种需求。例如，一个松软的墨西哥卷满足谷类、肉类、蔬菜和奶制品（如果它包含奶酪）的需求。如果孩子偶尔在食堂用餐，最好手头备一份孩子每月的午餐安排表。

一旦你按食物金字塔拟好了一天的菜单，看一看它是否符合《美国膳食指南》和孩子的热量需求。请记住：每天的脂肪总量不应超过热量的30%，而且其中的饱和脂肪不应超过10%；碳水化合物总量不应超过热量的60%；蛋白质总量不应超过热量的10%。也别忘了给健康的零食留点余地。接下来每周重复每一天的整个过程。

仔细考虑一下家庭的日程表，然后决定每一天供应什么食物。课外活动、约会、工作会议都可能会影响你的饮食类型以及你的饮食时间。如果你的日程表不能按计划进行，稍微花点功夫，做个备份也不失为一个好主意。第20章提供了一些建议，教你在安排菜单和购买食物时如何充分利用你的钞票。

咨询营养师

就家人的健康而言，向注册营养师进行一个家庭咨询，是你能做的最好的投资之一。除了提供最新的营养教育，注册营养师还可以帮助你定制适合你的生活方式和健康目标的菜单计划，而且该菜单计划对挑剔的孩子还具有吸引力。关于如何寻找注册营养师的信息，详见第7章。

烹饪书籍、软件及其他

即使你不太喜欢做饭，在当地的图书馆或书店驻足一下也是值得的。挑选几本含有美味食谱的有关烹饪的书，为你准备的诸如水果、蔬菜之类的新饮食增加点花样。唯一的要求是，这些食谱要提供营养分析，能满足家人的基于《美国膳食指南》的需求，使用可获得的原料，食谱的准备时间要符合你的实际情况。

提供食品营养信息的印刷出来的指南也是珍贵资源。尽管美国农业部提供免费的在线信息，印刷出版的版本更可控、更便捷、更具有可读性。

在营养和烹饪方面它们经常提供额外的信息，这样的信息值得你额外花点钱。此外，越来越多的连锁餐厅也在菜单项上提供营养信息，有的在餐厅内部，公司网站上在线提供，有的根据公司总部要求。

如果你家有一个厨师，你可能想要投资一个软件程序来提供菜肴的营养分析或根据你使用的食谱提供整个菜单，例如 AccuChef（Sivart），MasterCook（ValuSoft），The Living Cookbook（Radium Technologies），and Cook'n Software（DVO Enterprises）等软件。许多软件包都有高级的功能，诸如大型人群或小型人群餐的比例配方收益率，从而生成一个自动购物清单或长期的菜单计划。

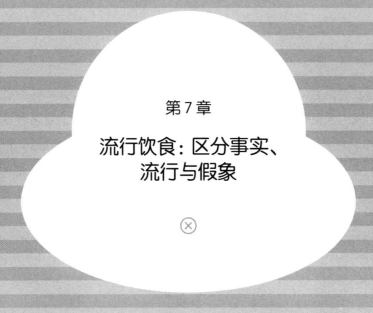

第 7 章

流行饮食：区分事实、
流行与假象

$\otimes$

The Everything
Parent's Guide to the Overweight Child

随着美国人的体重问题日益严重，一连串的减肥计划和时尚饮食便相应出现。从低脂到低碳水化合物，从流食到食物搭配，有一种饮食几乎涵盖了方方面面。虽然许多流行饮食可能对一些短期的减肥有效果，但是大多数流行饮食都缺乏一个保持长期成功的关键因素——平衡。向注册营养师咨询专业的营养知识，是确保孩子有能力发展健康的饮食策略并且终身受益的最佳方法。

"节食"

你已经放弃了各种小零食、立体脆、奥利奥双层夹心饼干，取而代之的是将你的储藏格里装满了新鲜水果和蔬菜。你吃的面包是全麦的，冰箱里放着的都是新鲜的鱼和瘦肉，你新选择的早餐麦片里也不再有棉花糖形状的食物。"开始节食啦！"你掷出豪言。且慢！你的孩子和家里其他人并不节食，甚至不让你说出这个词——或是该词所承载的情感和文化内涵。

为什么"节食"是一个不受欢迎的词

曾几何时，"节食"只是一个有着简单定义的简单概念——人们经常食用的典型的食品与饮料。偶尔，我们仍然在那种语境下使用这个词，但往往只是在我们特指疾病的营养需求时（比如高血压患者要食用低盐食品）或是在我们谈论素食主义时。然而，在过去的一个半世纪里，美国的"节食"概念已经发生了显著的变化，包含了限制性进食、对食物的剥夺和限制。如今提到这个词语，意味着你正在减肥，并且是临时性的，而不是通过健康的食物选择来实现长远的健康目标。这种思维，正是你想要阻止的，并且你希望你的孩子或家里其他人能避免有这种想法。

 事实

> 第一本有关节食的书是威廉·班廷著作的《写给公众的关于肥胖的信》，此书于1863年在英国出版。班廷听从他的医生威廉·哈维的建议，通过从他的饮食中除去糖和淀粉，增加足够的绿色蔬菜、半熟的鸡蛋、肉、家禽、鱼，成功减掉了50磅。班廷的书，实际上是第一个低碳水化合物的饮食计划，在当时很受欢迎，多次重印。

因此，在谈论你的营养目标时，避免使用"节食"这个词语，取而代之，使用仅供健身的健康食品和膳食计划之类的词语。

平衡

节食似乎是美国人最喜欢的消遣之一。不管是超低脂还是超低碳水化合物，还是这两者之间的某个点，当下的时尚饮食计划往往是先将其妖魔化，然后再迅速降低饮食中的一个主要成分。但是人体，特别是正处在成长发育阶段的孩子的身体，是需要丰富多样的蛋白质、碳水化合物和健康脂肪来维持的。这就是为什么你不应该从孩子的食物选择里试图除去任何一个营养成分或类别。维持平衡，专注于淘汰掉精制和精加工的垃圾食品，选择水果、蔬菜和谷物才是成功的策略，它给你带来的好处比所有的畅销饮食加起来带给你的回报还要长远。

不过，看了快速减肥和显著瘦身的故事，你可能一直想知道这些故事背后的一些流行的计划，以及这些计划是否有什么秘诀。每份证明书里难懂的契约条纹都不约而同地表明"结果不具有代表性"，这是有原因的。然而，除了纯属炒作之外，你可能也会从当今最流行的饮食计划的各种观点中学到一点东西。

低碳水化合物饮食

除非你过去几年一直生活在山顶洞里，否则你不可能一点都没听说过诸如阿特金斯饮食法之类的低碳水化合物饮食。本着这样的原则——是多余的碳水化合物，而不是脂肪导致体重增加——根据当事人的饮食计划，低碳水化合物的倡导者主张碳水化合物的摄入量每天控制在 20 克以内。根据美国国家科学院医学研究所食品和营养委员会的规定，1~18 岁人群每日身体所需的碳水化合物至少达 100 克。

自 2004 年年初开始，阿特金斯营养品和巴里·西尔斯博士（"区域减肥法"的创立者）都声称他们不推荐儿童采用他们的计划，仅仅向成人销售相关的节食产品。然而，《迈阿密饮食法》的作者亚瑟·盖斯顿博士却推荐儿童采用他的计划，前提是他们跳过两周的入门阶段的程序。迈克尔和玛丽·丹·伊迪斯博士，高蛋白饮食法的创立者也同样如此。他们认为他们的计划可以用于儿童，只要他们从第二阶段开始即可。与阿特金斯的碳水化合物限额相比，打败糖罐子的限制较少，且有专门针对孩子的计划。

作用原理

孩子从食物中摄入的碳水化合物是其细胞能量产生和中枢神经系统功能作用的主要能量来源。碳水化合物转化为葡萄糖，胰腺分泌出胰岛素，胰岛素相当于"钥匙"，打开葡萄糖进入细胞的大门。低碳水化合物的倡导者认为，摄入太多的碳水化合物会使这个良好的平衡系统超载，释放太多的胰岛素，最终存储为多余的脂肪。过剩的循环胰岛素也与胰岛素抵抗有关，会增加心脏病的风险。

 事实

> 约翰·霍普金斯大学 2003 年的一项研究发现，儿童在遵循低碳水化合物 / 低蛋白 / 高脂肪的生酮饮食计划（已发现，该计划对控制儿童癫痫发作有效）六个月后，胆固醇水平明显更高。注意，与大多数低碳计划不同，生酮饮食计划是有意降低蛋白质，因此目前尚不清楚这些结果是否可用于对儿童进行研究的其他低碳计划进行解释。

节食的时候，碳水化合物减少，身体变成了唯一的能量来源——燃烧身体脂肪。燃烧脂肪转化为能量的过程称为酮症。它可以导致体重下降，尽管酮症可能也有一些不受欢迎的副作用，包括口臭、头痛、恶心、疲劳和脱水（如果液体摄入量没有增加）。低碳水化合物计划通常也专注于增加膳食蛋白质，这就是众所周知的提高饱腹感。

阿特金斯和其他低碳计划用富含蛋白质的食物替代糖和淀粉，如红肉和鸡蛋。反对降低碳水化合物的人们说，这类饮食中阻塞动脉的脂肪和胆固醇的含量高，可能会直接导致心脏病的发生。有趣的是，几项研究已经得出结论，进行低碳水化合物饮食长达 6 到 12 个月的人，实际上提高了他们血液中的胆固醇水平。但是，还没有进行长期（一年以上）的研究来衡量低碳水化合物 / 高蛋白质饮食对心血管系统的影响，所以一切尚无定论。

儿童和碳水化合物

尽管已有研究表明，低碳水化合物确实比低脂计划能更快地实现减肥效果，但是专门针对儿童的研究以及长期的针对成人的研究还非常缺乏。事实上，任何以排除或大幅削减各种富含营养的食物的饮食计划对你的孩子都不好。孩子需要碳水化合物——满足身体能量、大脑发育、认知功能发展及整体生长发育的需要。阿特金斯和迈阿密等饮食计划的入门阶段削减或大大限制孩子营养所需的必不可少的食物，包括牛奶和其他奶制品，一些水果和蔬菜，许多谷物（意大利面、面包和谷类食品等）。

降低孩子的总体每日碳水化合物摄入量，这个想法不好吗？记住，体重管理的黄金法则——热量才是关键。如果你的孩子以太多精制的碳水化合物的形式（如薯片、薯条、甜甜圈，或含糖饮料和谷物）获得许多额外的热量，那么将其削减掉也是情理之中的。即使这些食物所含的碳水化合物不够高，由于它们不是营养密集的食物，因此它们对孩子来说也不是好的选择。应该给孩子选择有一些可取的营养价值的碳水化合物，如蔬菜、水果、全麦面包、全麦面食和谷物等。

像往常一样，如果你有兴趣以更加正规的程序来为你的家庭降低碳水化合物含量，那么与孩子的医生及注册营养师好好谈一谈吧。

流行的低碳水化合物和减少碳水化合物的饮食计划有以下几项：

- **阿特金斯饮食法**。作为低碳水化合物计划的鼻祖，阿特金斯倡导，在最初的"诱导期"阶段，每天摄入的碳水化合物控制在 20 克以内，到第四阶段——终生保持阶段，每天碳水化合物的供应在 25~90 克。

- **高蛋白饮食法**。类似于阿特斯金饮食法，高蛋白饮食法是一个包含三个阶段的计划，开始阶段，每天摄入的碳水化合物不超过 30 克，然后逐渐增加碳水化合物至稳定水平。

- **迈阿密饮食法**。强调碳水化合物的质量而不是数量，鼓励各种各样的含糖量低的碳水化合物

- **打败糖罐子饮食法**。这是降低碳水化合物饮食计划中唯一一个针对孩子的计划。该饮食法建议，孩子每天摄入 50% 的碳水化合物

（主要来源于高纤维食物）、30% 的脂肪和 20% 的蛋白质。该饮食法也致力于减少饮食中的糖。

- **区域减肥法**。这种方法指的是通过低血糖负荷的饮食使胰岛素水平保持平衡。这种饮食从碳水化合物中导出 35%~45% 的日常热量（男女分别基于 1400 卡和 1100 卡热量的日常饮食）。

 警惕!

　　有肾损伤或患肾脏疾病风险的人，坚决不要尝试以高蛋白食物为主的饮食计划。低碳水化合物、高蛋白的饮食也有造成肾结石的风险（由于血液中的尿酸水平升高）和造成骨量的流失（由于钙的摄入量不足）。伴随这些饮食的高含量的饱和脂肪也可能促进高胆固醇和心脏病，虽然临床研究尚未证明两者之间是否存在正相关。

血糖指数（GI）

　　以上饮食计划的后三个——打败糖罐子饮食法、迈阿密饮食法和区域减肥法——都是基于选择正确类型的碳水化合物的概念，这些碳水化合物都有较低的血糖指数和 / 或血糖负荷。（打败糖罐子饮食法称之为"胰岛素反应"）血糖指数是衡量特定的食物中碳水化合物提升血糖水平的速度（以及随后的胰岛素水平），这一速度值的范围是 0~100。血糖指数高的食物（超过 70），会引发血糖水平快速飙升，而血糖指数低的食物（低于 55）会导致血糖水平缓慢而稳步地上升。

　　血糖指数有一些局限性。首先，并不是所有的食物都有血糖指数评级。评估一种食物血糖指数的实验室程序耗时且费用高昂，世界上只有少数设施有适当的设备和协议来做正确的测试。其次，血糖指数本身不会给你展示全貌。有些食物可能血糖指数高，却包含相对较少的碳水化合物。还有一个测量概念，叫血糖负荷（GL），是食物的血糖指数乘以每份食物中可获得的碳水化合物含量（碳水化合物减去纤维的含量，单位 /克）。GL 小于等于 10 的被认为是低血糖负荷食物。

尽管血糖指数和血糖负荷的概念在食物选择上可能有用，并且对于个人试图建立控制糖尿病的饮食尤其有用，但是让你的孩子每天使用的话，它们可能太过复杂。事实上，它们甚至对数学不好的成人来说也太过复杂了。你还不如去利用你的时间和精力，去了解更多关于那些提供最佳营养的货真价实的天然健康食品。一般来说，完全未经提炼和未经加工的高纤维食品，如西兰花、草莓和全麦谷物，血糖负荷较低。

低脂食物：真实情况

自 20 世纪 70 年代末，内森普里特金博士介绍了专注于低脂肪的普里特金饮食和锻炼计划以来，在减肥之战中脂肪就已成为饮食敌人。有许多临床证明使你有理由削减家庭饮食的脂肪含量。过多的膳食脂肪，尤其是饱和脂肪，可以提高患心脏病、中风和一些癌症的风险。

大幅减少或消除脂肪的饮食是不可取的，对儿童来说甚至可能是危险的。孩子们需要一些膳食脂肪转化为能量，用于生长和发育，以及帮助吸收脂溶性维生素 A、D、E、K 等，以保持皮肤和头发的健康。他们也需要一些深海冷水鱼、一些油和大豆中发现的必需的脂肪酸。在孩子两岁前限制脂肪摄入可能会影响孩子的大脑和中枢神经系统的发育。美国儿科学会建议对于两岁以上的孩子，每日总热量的 20%~30% 要来源于脂肪。

 事实

在深海冷水鱼、亚麻籽、核桃、小麦胚芽和大豆中发现的欧米伽 -3 脂肪酸是保护心脏和预防疾病的重要营养物质。它们也是儿童大脑和视觉发育的关键营养物质。

总而言之，热量是关键。脂肪比蛋白质和碳水化合物都含有更多的热量（每克脂肪含热量9卡路里，而每克碳水化合物和每克蛋白质含热量均为4卡路里）。所以，降低脂肪可能对孩子的日常饮食产生很大的影响。

但是，这并不意味着你应该在低脂或降低脂肪的食品上走极端。许多人用添加糖和额外的热量来代替脂肪。有时候人们认为低脂标签是放纵饮食的许可证，跟吃全脂食物相比，人们反而吃得更多。要自然地减少多余的脂肪——选择本质上饱和脂肪含量低的食物。

食品特许经营

大多数中心式的减肥计划都是针对成人的，但是有些可能适用于儿童。然而，这些计划作用的一些动机——通过出席会议问责、群体动机、每周称体重——对儿童来说可能并不总是成功。

减肥者协会

减肥者协会——在美国也许是最受认可的减肥机构——成立于20世纪60年代初。该机构围绕着每周的同行和领导会议来设计，给会员提供支持、教育并培养责任感。当前的计划是，采用分值系统给特定的食物分配分值。根据当前体重、目标体重和活动水平，给减肥者协会的会员分配其每日需要的特定分值。

该计划的很多会议地点也允许10~16岁的儿童参加，只要他们有一份表明体重目标的医生证明，以及父母签署的责任豁免切结书。

其他减肥机构

有一小部分正规的减肥计划是专门为儿童开发的。其中之一——

Shapedown——是 1979 年由旧金山加州大学医学院开发的。

Shapedown 是一个历时十周、适合低年龄的计划，专为儿童、青少年以及他们的父母设计。这个计划由每周的后援团，记录食物和活动的日志，以及专注于为了健康而改变的家庭生活方式的工作手册组合而成。这个计划通常基于社区医院和卫生保健设施。每组的指导教师（通常是卫生保健专业人员）从加州大学接受至少 46 小时的临床教育和培训。一项发表在《美国饮食协会杂志》上的研究发现，参加了该计划的儿童实现了长期的（15 个月）相对减肥效果，并且已提升了自尊，提高了营养和健康知识水平。请参阅附录 B 了解 Shapedown 的联系信息。

对于一些控制体重的家庭来说，减肥或健身营可能是一个额外的帮助。了解这些训练营，确保选择一家经美国夏令营协会认证的，并把家庭教育融入它的计划之中的训练营。

营养咨询

除非你自己是一个相当不错的音乐家，否则你不会撇开钢琴教师试图亲自教孩子如何弹钢琴。你可能顶多教会孩子弹《玛丽有只小羔羊》，但是，优秀的钢琴家所具备的基础技能，如阅读乐谱、正确的弹奏位置，孩子都会错失。同样地，许多父母认为他们可以利用一些新的食谱或最新流行的饮食来改变孩子的饮食习惯。其实，花点时间去咨询一名专业的注册营养师（RD）会是最值得的，他能提供给你和孩子一些关于健康饮食的基础技能，这些技能你会终生受用。

注册营养师会提供你以下的服务：

- **个性化治疗**。注册营养师会着眼于孩子的特殊医疗和生活方式的需求，专门为他设计一个饮食计划。
- **现成的参考资料**。大多数注册营养师都乐于在你初次登门后，以后续电话的方式来解决你的问题和困扰。

- **丰富的经验。**注册营养师至少要取得营养学的学士学位，在导师指导下已经完成了一个长期的专业实践课程，并且已通过一项严格的国家级考试，获得了注册营养师资格。

- **专业化。**在儿科营养领域获得资质的注册营养师是儿科营养委员会认证专家，在儿科领域他已经通过了一项综合考试和至少 4 000 小时的近期（过去五年）实际经验。

- **最新最好的知识结构。**为了维持注册营养师的名称，注册营养师在其整个职业生涯中，每年必须继续接受专业教育课程，以确保自己始终站在营养知识的前沿。

疑问

注册营养师和注册营养技师有什么区别？

注册营养技师简称DTR。注册营养技师从一个公认的美国学院或大学完成至少两年的大专文凭的营养学技术课程，在导师指导下获得饮食领域的实践经验，并且已通过国家级考试。而注册营养师拥有四年制学士学位和更广泛的该领域的实践经验。如果拥有足够的接触儿科患者的经验，两者均可以为你提供有用的咨询。

你的期望

预约注册营养师时，问问注册营养师在你初次前往之前，是否想要孩子的初级保健提供者发送一份孩子医疗记录的副本。注册营养师在对孩子进行营养评估期间，会需要获得一份详细的病史，这对于注册营养师来说很有用。

最初的访问通常是一个营养评估过程，其间营养师会询问关于你的孩子（以及你的家人）的生活方式、饮食习惯和健康史方面的问题。你们会讨论任何食物过敏或不耐受情况、宗教信仰、可能会影响你的家庭的膳食摄入量的文化或种族背景，以及你的孩子的饮食好恶。你也可以谈谈你的整体健康情况和营养目标。一旦注册营养师了解了所有必要的背景信息，他会根据你的孩子（以及你的家庭）的需要来定制一个营养计划。这可能会发生在最初访问的时候，也可能会在后续的访问中进行。

 本质

> 在美国，营养师获得的是州一级的监管和许可。"LD"表明其是拥有执照的营养师。记住，营养学家与注册营养技师、注册营养师不是一回事。营养学家并不是经过专业指导的，使用"营养学家"的称号并没有教育背景、经验，以及执照的要求。

饮食教育也是注册营养师的部分工作。在你的初始拜访中，或是在后续拜访阶段，你将收到关于食物金字塔、阅读营养标签、每日热量目标、维生素和矿物质、食品分量等的纸质信息和/或口头指令。他可能也提供样品菜单和食谱供你使用。你需要拜访注册营养师的次数可能会有所不同。他可能会推荐你定期随访来评估你的孩子和家庭的进展情况。你也可能会发现，一次集中的咨询，加上后续的电话跟进就足够了。

没有捷径

饮食对美国人有吸引力，它可以满足人们的即时满足感，或者至少是短暂的满足感。不幸的是，对于人们的体重问题，没有快速而简单的解决方法。尽管你可以从一些流行的饮食计划中得到一些启发——比如阿特金斯提出的减少糖的摄入，以及普林特金提出的降低饱和脂肪的摄入——但是，只有家庭饮食和锻炼上得到根本的改变，才能产生很大的不同。

　　你要一直抱有这种想法：你面临的是一场持久战，你正在授予孩子他需要的一些技能，他在成年之后需要这些技能来持续这个新的健康饮食方法。记住日常锻炼是一个必不可少的组成部分，不仅对于减肥，而且对于整体健康都是不可或缺的。如同你必须吃早餐和晚餐一样，早餐前散步或餐后骑自行车也很重要。

第 8 章

三思而食：帮助孩子
聪明饮食

The Everything
Parent's Guide to the Overweight Child

如何帮助孩子好好地选择食物？让他们了解有关营养需求的知识，让他们参与菜单计划和膳食准备的过程，教导他们认识自己的饥饿感和饱腹感并作出反应。你还需要告诉他们什么样的食物是严禁的，为什么严禁，同时，还要给他们提供一些健康且孩子喜爱的口味的替代品。

母乳喂养的好处

选择母乳喂养，你的孩子将开启他营养的正确之路。母乳是婴儿最完美的营养搭配。一些临床研究发现，母乳喂养的婴儿在儿童期不太可能有体重问题。这种"按需喂养"的系统能够帮助你和你的宝宝对饥饿和饱腹感的暗示更加敏感。

即便如此，并不是所有人都选择母乳喂养。有时产妇或婴儿医疗条件妨碍了哺乳。在其他情况下，职业或其他后勤问题也使得配方奶喂养对于你的家庭来说是一个更好的选择。你应该知道，即使你短时间母乳喂养，比如你的产假期间，它对你的孩子也是有益的。

如果你的孩子是配方奶喂养的，请遵循他的自然饥饿信号，不要企图强加一个人工的时间表。这是没有用的，结果只会让你们都感到泄气。你还想早点教他饥饿和饱腹感的暗示是有用的，你应该调节他的用餐。

本质

> 如果你的孩子是母乳喂养的，美国饮食协会建议你遵循食物金字塔，每天在每组食物里多添加一份。你也应该喝大量的饮品，以防止脱水。可以肯定的是，如果你的宝宝每天尿六次以上，换两个或三个脏尿布，并且体重也增加，那就说明她获得了足够的食物。

培养理性的消费者

让你的家人在营养方面走对路，你需要了解营养方面的基本知识：营销信息和营养成分之间的区别、日常饮食需求，以及如何识别食品标签。

几乎每个人都能通过咨询注册营养师获得有用的信息。注册营养师可以观察你现在的餐饮和饮食模式并提供给你关于如何改进的建议。将你的食物日志带给注册营养师看通常都是有帮助的。有个好的方法是，你可以预约一个让全家都参与的咨询，这样你的孩子就不会感觉与别人不同，而且在全家共同致力于改善营养时，孩子也会感到大家的支持。

你孩子的儿科医生应该能够推荐一名有面向儿童和家庭工作经验的注册营养师。美国饮食协会也可以在你的区域帮你找到一名注册营养师。参阅附录 B 了解联系方式。

教孩子看懂食品标签

在当地超市你会发现几乎所有的包装食品上都有营养成分标签。如果你能看懂它，它会告诉你丰富的产品信息。虽然列出了某些营养素的总重量，但是，最具有揭示性的营养信息是每日摄入量。每日摄入量（DV）是以每日所需标准百分比来表示的，是以平均热量 2 000 卡之膳食为计算标准的。例如，如果一个食品的钠含量的每日摄入量是 50%，你的孩子吃一份该食品，他已经摄入了其一天所需的 50% 的钠。

分量大小和热量

食品标签上的第一个条目是每包的分量大小和数量。教你的孩子根据其通常吃的实物量来评估分量大小。例如，如果他吃两份食物，他应该双倍计算包装上的营养比例和营养值。

食品标签的第二个条目是每份食品的总热量和脂肪热量。你和你的孩子应该根据她每日的热量需求来评估这些信息。关于每日建议的热量摄入量，第 5 章提供了更多信息。

营养素限制

有些营养素是应该被限制的——脂肪、胆固醇、钠、碳水化合物，其次是蛋白质。总重量和日常摄入量都包括在内。有些标签还包括反式脂肪，反式脂肪也应该被限制（详见下文的"反式脂肪的问题"）。重申一次，日常摄入量是一个很好的指标，告诉你孩子从食品中获得了多少特定的营养素。所有这些营养素，达到了 20% 及 20% 以上的水平都被认为是高的。教孩子比较不同品牌的产品标签，以便做出更加健康的食物选择。

食品标签上的下一项是总碳水化合物，它也是按照总重量和日常摄入量百分比方式列出的。两个子项目——膳食纤维和糖——在总碳水化合物下面单独列出。一般来说，寻找纤维含量高、含糖量低的食物。食品标签的主要营养成分表的最后一项是蛋白质。

维生素和矿物质

接下来是维生素和矿物质，你想确保你的孩子获得了足够的维生素 A、维生素 C、钙和铁。你的孩子应该了解，他每天选择的食物所含的营养素每日摄入量之和应该是 100%。

表 8-1 为食物营养标签。

表 8-1　食物营养标签

营养表	
食用分量：1/2 杯（114 克）	
包装份数：4 份	
每份含量	
热量：90	脂肪的热量：30
每日营养摄入量（%）*	
总脂肪 3 克	5%
饱和脂肪 0 克	0%
胆固醇 0 毫克	0%
钠 300 毫克	13%
总碳水化合物 13 克	4%
膳食纤维 3 克	12%
糖 3 克	
蛋白质 3 克	
维生素 A 80%	维生素 C 60%
钙 4%	铁 4%

* 每日百分比值是基于 2000 卡路里膳食计算的。根据你的热量需求，你的每日营养摄入量可能会偏高或偏低：		
热量：	2000	2500
总脂肪	低于 65 克	80 克
饱和脂肪	低于 20 克	25 克
胆固醇	低于 300 克	300 克
钠	低于 2 400 毫克	2 400 毫克
总碳水化合物	300 毫克	375 毫克
膳食纤维	25 克	30 克
每克热量		
脂肪 9·碳水化合物 4·蛋白质 4		

快速入门

为了提供一个方便的参考框架，位于食品营养标签底部的脚注包括标签上所含的主要营养素（脂肪、饱和脂肪、胆固醇、钠、碳水化合物、纤维）的每日总摄入量（克），以热量 2 000 卡的膳食为计算标准。有些大包装上也有以热量 2 500 卡的膳食为计算标准的每日总摄入量列表。记住，孩子的热量需求会根据年龄和性别的不同而有所变化。

无标签的产品

在某些情况下，食物不会被贴标签，那么一本好的营养指南将派上用场。根据食品及药物管理局和美国农业部的指导方针，不需要标记的食品包括以下产品：

- 即期消费的食品（包括食品店食物、餐馆用餐和飞机餐）。
- 现场准备的供后期消费的食品（如面包店产品）。
- 某些员工数量和生产指导方针皆符合规定，且获得食品和药物管理局（FDA）的一项豁免的小型企业生产或准备的食品。
- 散装运输的食物，例如农产品。

全家一起享受晚餐

上一次你们全家坐在一起悠闲地享受着不受打扰的晚餐是什么时候呢？全家坐在一起享受晚餐，不仅是家人之间分享彼此生活的绝佳机会，也是让你在孩子面前得到健康食物选择的难得的机会。

让用餐时间成为家庭时光

优先考虑全家一起用餐也等于是告诉孩子你很珍惜与家人在一起的时光。随着孩子慢慢长大，他们的课外活动变多，好比成人的繁忙的工作时间表和其他约定事项一样，这可能会减少家庭聚餐。在追求家庭聚餐方面尽量保持灵活性，必要的话，晚餐可根据家庭成员的具体情况安排得早一点或晚一点。如果晚餐时间被推迟了，确保你准备有健康的零食（生蔬菜和蘸料、水果片），让饥饿的孩子们在等待时享受快乐时光。如果家人实在无法坐在一起享受晚餐，你也可以试着安排早餐。这可能意味着你得提前半小时或一小时起床，并且让孩子也早起洗漱准备，但是这一切都是值得的。对于那些没有正规吃早餐的习惯或依赖预先包装好的可携带的早餐零食的孩子来说，建立一个家庭式早餐模式是一个极好的方式，帮助其用健康的新习惯取代坏习惯。

让孩子参与烹饪过程

和孩子一起做饭通常更能让他们对家庭聚餐和健康食品感兴趣。一个自称讨厌蔬菜的人如果有机会清洗并烹饪自己的食物几乎不可能抗拒蔬菜，至少会尝试一下做出来的菜。如果你让孩子参与选择食谱、购买食材和准备食物的过程，你也许会发现身边有一个更喜欢冒险的食客。

 事实

除了让孩子有一个了解健康食品的机会，和孩子一起做饭还可以在其他方面让孩子受益。阅读食谱要求孩子能够理解和遵照说明要求，称量配料则会提高他们的数学技能，给面团添加酵母等活动涉及科学领域，当然搞得一团糟也是一件有趣的事。

随着孩子年龄的增长，想到帮助妈妈搅拌配料、摆放餐具，他们可能就没那么兴奋了。让他们参与更高水平的烹饪活动，如菜单设计——让他们自己选择食谱，甚至独自准备一顿饭（或者和你一起，由他们指导）。这也是教他们如何计划一个平衡膳食的好方法。

合适的氛围

晚餐时间禁止开电视机以及端着盘子看电视。家人之间的谈话要有足够的趣味。如果用餐时来了电话，让应答机或语音信箱来应答。然而更好的方法是，拔掉电话。同理，手机以及任何其他的通信设备也是如此（除非你正在等着紧急的电话）。用餐的时候，不要看报纸，玩笔记本电脑、掌上电脑等分散注意力的活动。要把家庭聚餐看得如与客户用餐或第一次约会一样重要。因为在那些情况下你不会忽视你的同伴，所以和家人一起享受健康的聚餐时，也要将你的注意力集中在家人身上。

厨房用具

一旦你开始让孩子参与做饭，请确保从食品到炊具，每样物品要适得其所。如果到目前为止你的厨房经验已经有限，你可以到当地的社区学院上一些烹饪课程，甚至购买一些关于如何烹饪的食谱。你也可以探索本书附录 B 所列的关于做饭和膳食计划的信息资源。

一套好的用于烹饪和烘焙的测量工具是至关重要的。如果你的厨房里还没有配备，那么用于测量液体和干货的量杯和量勺都要购买齐。一个精确的刻度单位为克和 / 或盎司的测量工具也同样重要，要用来测量事物分量大小。为什么要测量呢？如果你已经陷入将食物分成两堆的习惯，使用测量工具可以让你慢慢步回正轨。一旦你开始使用测量工具，你也许会对一份食物的分量大小感到吃惊。

通过教孩子如何准确测量食物分量，他可以学会在外用餐时更准确地估计食物的分量。例如，三盎司的肉或家禽肉在尺寸上类似于一副扑克牌大小，而一盎司的奶酪大约是一个 AA 电池的大小。

去商店购物一定要带上购物清单，以防你不知道自己究竟想要购买什么，尤其是在你饿了的情况下，你可能会购买一些又贵又不健康的食品。冲动性购物会导致你的购物车里堆进了多余的脂肪、糖和胆固醇——并且一旦购买了，你将更难拒绝。

黑名单

尽管强调适度是限制孩子饮食中甜食和脂肪的最实用和最成功的方法，也有一些高热量的食物和饮料是完全没有可利用的营养价值的。如果你的家庭饮食计划里没有完全删除这些食品，那么这些食品应该被严格限制。

反式脂肪的问题

反式脂肪，或反式脂肪酸、不饱和脂肪酸，在食品标签上可以通过"氢化"或"部分氢化脂肪"这样的词语来识别。它们会阻塞动脉，且总胆固醇和低密度脂蛋白（坏胆固醇）的含量高，高密度脂蛋白（好胆固醇）的含量低，可能会导致心血管疾病、糖尿病、肥胖等慢性健康问题。因为其具有防腐剂功能，它们经常被添加到加工食品中。这些实际上是不饱和植物脂肪，通过一个氢化的过程加以稳定。

 事实

以 2000 卡路里热量的膳食为计算标准，根据美国农业部的建议每日总脂肪摄入量不应超过 65 克，并且其中饱和脂肪和/或不饱和脂肪的总量不应超过 20 克。

通常反式脂肪含量高的食物包括人造黄油、包装的高脂肪的油炸圈饼和烘焙食品、植物起酥油、油炸食品、土豆片、玉米片等。2003 年，食品及药物管理局制定了新的监管准则，要求到 2006 年为止，所有食品制造商都要在食品营养成分标签里列出反式脂肪含量的信息。一些制造商已经提前履行。你已经可以在一些包装产品上找到其列出的反式脂肪信息了。

关于软饮料的令人难以接受的真相

所谓的软饮料——汽水、运动饮料、水果口味的混合饮料——塞满了添加糖、热量和咖啡因。他们不能提供帮助强健身体的任何重要的营养来源。美国农业部报告，在加工食品链中软饮料是添加（精制）糖的头号来源。虽然不同的品牌和类型的确切的糖含量不同，平均 12 盎司装的汽水含有 40 克左右（或 10 茶匙）的糖。

根据全国软饮料协会统计，2002 年，美国人全年平均消耗近 53 加仑的软饮料（每周超过一加仑）。甚至以果汁为主的饮料也可能是个问题。许多你可能认为主要是果汁成分的饮料也填满了添加糖，几乎不含真正的果汁，如果有，那也是极少。你要始终检查营养成分标签，找出孩子的首选饮料中含有多少添加糖。

 事实

> 2001 年发表在《柳叶刀》杂志上的一项研究发现，11 和 12 岁的儿童，在他们所吃的食物和必要的运动量之外，每天额外饮用的含糖饮料增加了他们的体重指数和肥胖的风险。

喝水解渴始终是一个不错的选择，但是对于以前沉溺于喝碳酸苏打水的孩子，很快就会对水感到厌恶。现在市场上有很多水果口味的瓶装水——有的是碳酸饮料，有的不是——可能会让你的孩子感到满意。如果你的孩子是碳酸饮料的铁杆粉丝，试着给他换一种饮食方式，使用人造甜味剂代替精制糖。

合理的零食

那么现在，你已经帮助孩子认识到了不要吃什么，接下来如何提供一些很好的食物选择来作为那些课后零食呢？给孩子建议营养且美味、有吸引力的零食时，要考虑孩子的口味。尽量选择纤维和蛋白质含量高和脂肪含量低的食物。如果他极喜欢吃薯条，尝试替换成楔形的烤甘薯。喜欢吃巧克力花生酱的孩子可以在新鲜水果切片上加上一块花生酱。这里还有一些更合理的小吃：

- 如果他们喜欢胶质水果零食，试试葡萄干或混合脱水水果干——但是要检查标签中是否有添加糖。
- 如果他们喜欢薯片和洋葱蘸酱，试试生蔬菜和低脂沙拉酱，或低脂的爆米花。
- 如果他们喜欢奶酪卷或富含脂肪的奶酪饼干，试试低脂奶酪棒。
- 如果他们喜欢冰棒，试着将100%的果汁或新鲜水果冷冻起来。
- 如果他们喜欢冰淇淋，试试冷冻或解冻的低脂水果口味的酸奶。

要有创意，不要害怕尝试新的想法。少量购买，确保浪费最少，以防该零食不管用。在适当的时候，对孩子进行零食点心的头脑风暴，让他们参与到对食物进行搅拌、切片和切丁的过程中。很可能与高脂肪、高糖食物相比，你的孩子会同样喜欢更健康的食物。

饱腹感的策略

饭后饱腹感，是胃向大脑发送的"停止吃"的信号。控制这一过程的生物过程涉及下丘脑（大脑的荷尔蒙监管中心），某些肠道激素，消化道的变化和血糖水平。吃饭时，从开始发生这些复杂的过程到大脑接收和识别到饱腹感信号，大约需要 20 分钟。由于这种滞后性，暴饮暴食的人往往会吃得过多——他们没有给予身体足够的时间让身体知道自己已经吃饱了。

 疑问

什么是饱腹指数？

饱腹指数（SI）是一个等级表，对日常食用的食品所带来饱腹感进行比较。它是由悉尼大学的研究人员开发的，通过让研究对象食用各种含有 240 卡路里热量的食品并评估这些食品给他们带来的饱腹感和后续行为来创建饱腹指数。甜甜圈的饱腹指数相对较低，为 68%，而煮土豆、粥和橘子的指数排在最前列。

为了阻止忽略饱腹感而暴饮暴食，要牢记这些饱腹感的策略：

- **吃饭不是比赛。**叫你的孩子不要狼吞虎咽，三口就吃掉一个三明治。看看你是否能将吃饭所花费的实际时间延长到 20 分钟左右。
- **富含蛋白质。**一般来说，富含蛋白质的食物都有高度的饱腹感指数（也对身体的生长发育有利），所以尽量每顿饭都要包含蛋白质。
- **膨胀感。**纤维食物会延缓胃排空。因此，它们可以让你的饱腹感来得更快并延续更长的时间，而且还有其他的健康益处。
- **不要不吃饭。**如果你的孩子太饿，坐下来狼吞虎咽，他更有可能吃得太快，吃得过多。
- **鼓励开胃菜。**如果孩子真的饿了，餐前 20 分钟前建议他吃些有营养的零食水果或生蔬菜来减弱她的食欲。

最重要的是，鼓励你的孩子倾听他的身体并信任身体给他发出的信号。忽略饥饿感可能与忽略饱腹感一样有害。

第 9 章

上门送餐服务：明智地
外出就餐

The Everything
Parent's Guide to the Overweight Child

平均每个美国家庭花费几乎一半的饮食开支在餐馆和快餐店里。在美国有超过 8750 亿家餐厅，可供选择的实在是太多了。尽管外出就餐可能既有趣又方便，但是对你的家庭来说它也充满了潜在的陷阱——例如分量偏大，食物脂肪含量高，以及儿童餐都是空热量（热量很高营养很低）食品。然而，也不用因此就将自己限制在自家的厨房里。只要有合理的计划以及与你最喜欢的餐馆稍加合作，外出就餐仍然可以成为你的家庭生活方式的一部分。

驾车外带模式

每个父母都受"驾车外带"模式的快速性和便捷性的吸引，有时直接享受免下车外带。无论你家在什么地方，似乎很容易从开车回家路过的地方给孩子选择一两个儿童欢乐餐，为自己紧迫的时间表节省几分钟时间。有时候，孩子恰好看到一家快餐店打出最新款玩具的广告——"时间有限"，且在此就餐才能享有，他会一直纠缠你直到你同意带他去。

一边开车一边吃饭，意味着你和孩子都不用心用餐，你们没有享受你们的晚餐，只是在应付性地用餐。它也算不上什么家庭聚餐——一手握着方向盘，一手拿着汉堡，你不会有太多的注意力来与孩子交流。

食物本身也是如此。快餐店从来都不是因为拥有健康的菜单选项而出名的。就算菜单里有可供选择的健康食品，例如像沙拉这样的食品，驾车用餐的人也是不方便食用的。

 本质

> 尽管免下车的外带不是理想的选择，但这并不意味着你必须放弃所有现代化的生活设备。严冬季节或是遇到倾盆大雨，务必使用这种驾车外带模式。只是要有个规定：所有的食物和饮料都必须原封不动地放在袋子里，直到你们到家后，才开始拿出来一起坐在餐桌边吃。这样你也有机会点那些不能一边操作方向盘一边食用的食物，如沙拉、汤等。

快餐是如何使孩子发胖的

所以说，快餐究竟有什么不好呢？首先来说它的烹饪方法。在许多快餐企业油炸是王道。这种烹饪方法迅速、均匀，餐饮连锁店可以生产标准化的食品。如果所使用的是氢化食用油，这就意味着你给孩子额外购买了大量不健康的、阻塞动脉的反式脂肪。快餐也往往是精加工的食谱，低纤维且钠含量高。

根据麦当劳的营养成分分析，麦当劳的一个芝士汉堡、一个小份薯条，和一个小杯（12盎司）的朱古力奶昔将让孩子摄入多达990卡的热量和37克的脂肪（其中16克是饱和脂肪，与推荐的日摄食量的81%）。如果增加至一个大份薯条、一个双层芝士汉堡和一个小杯奶昔，孩子就会摄入高达1 440卡的热量和64克脂肪。这相当于孩子每天摄入的总营养素的98%，并且其中有25克是饱和脂肪，相当于推荐的日摄食量的123%，而这仅仅是一天中的一餐。

在美国汉堡连锁店无疑是最受欢迎的快餐店。其中四大连锁产业2002年的销售额超过400亿美元。当然在快餐店除了汉堡和薯条外也有其他选择。如今任何菜系都有快餐供应。如何进行明智地选择，有以下好的策略：

- **汉堡**。如果有全麦面包，选择全麦的。油炸部分不要选择超大尺寸的。如果你可以说服孩子中间配以田园沙拉，那更好。

- **鸡肉**。烤鸡肉比油炸鸡肉好。如果能撇开肉汁就更好了。一些鸡肉店提供各种各样的配菜。避免在酱里放沙拉等。相反，选择一些蔬菜。

- **海鲜**。如果你能找到没有蘸面糊油炸的海鲜，那就选择这个。裹在外面的面糊会吸收油脂，给食物增加更多的脂肪。如果找不到，你最好点份最小的或者干脆不点。

- **潜艇三明治和其他三明治**。选择全麦面包、低脂调料和大量的蔬菜配料。选择大小合适的三明治，尝试配以新鲜水果或蔬菜类沙拉。

- **汤和沙拉**。汤和沙拉很可能是最健康的选择，但它们仍然有一些潜在的缺陷。如果可能的话，避免奶油丰富的汤；如果不能，就只选一杯。精选沙拉配料。一份覆盖了炸鸡和额外的奶酪和调料的沙拉也许同汉堡和薯条组合一样充满脂肪和热量。

- **甜甜圈和百吉饼**。极偶尔放纵时才吃甜甜圈。百吉饼（尤其是全麦的）是一个更好的选择，当然要适量。选择低脂奶油奶酪和无糖果酱的。

- **墨西哥菜系、意大利菜系和亚洲菜系**。要记住，关键是控制分量大小。不要点全家都吃不完的大尺寸比萨。不要常去吃包你吃到饱的中国自助餐。更多关于民族食品的特定建议，详见本章节其余部分。

 事实

根据美国国家餐馆协会统计，2002 年美国每个家庭外出就餐花了 2 276 美元，也就是人均 910 美元。外卖和送货上门的占美国餐饮业的一半以上。

选择更健康的快餐

如果汉堡包和薯条组合配有最新的儿童电影中的角色或者本周的好玩的玩具，你很难试图让孩子选择一个烤鸡三明治和一份沙拉。在许多快餐企业，针对儿童的营销是最为重要的方面，这可能是这场战斗中父母要面临的一个强大的对手。在一盒油炸食品底层添加一个奖品，其潜在的信息是高脂肪的食物是有趣和有益的。

孩子还小时，最好的策略往往是简单地避开那些出售高脂肪、高热量的孩子餐，且加入玩具营销的地方。当你的竞争对手是豆宝宝或最新的迪士尼电影角色时，你很难让孩子选择你想让他吃的健康食物。但是，如果在那个场合你必须依着孩子，你觉得你必须得到玩具——例如，如果你和另一个家庭一起用餐，他们的孩子已经点了带有奖品的儿童餐——有些可以根据要求以工本费单独购买。不要羞于让经理、有餐厅特权的企业总部，了解你的感受——给健康的菜单选项也配上这种小"奖品"。

连锁餐厅越来越意识到顾客的特殊饮食需求和健康意识，使顾客更容易获得营养信息。有些餐厅还在菜单里增加了更多的健康选择，如沙拉、烤鸡三明治、三明治面包。向你常去的餐厅要一份菜单项的营养分析，或寻找在线信息（请参阅附录 B 寻找资源）。如果他们还没有提供菜单项的营养分析，再次让经理知道你下次来的时候希望能看到这些；像大多数零售企业一样，消费者需求是驱使食品服务行业变化的动力。

最后一点，任何事情都要有个度。随着你的孩子逐渐长大，他会去他的朋友们常去的地方，这可能也包括快餐场所。如果是别人都喜欢的地方，孩子是很难拒绝的，这对你来说可能只是一个不切实际的期望。偶尔一次的快餐汉堡和小份薯条又不是什么世界末日，只要它不成为习惯，只要你的孩子认识到这是个例外，而不是常态，这就没有什么关系。

最佳餐厅、最差餐厅的选择

静坐餐厅、休闲餐厅或高档场所，是否不像快餐店那样为你的家庭提供千篇一律的小饼干，而是更为灵活一点呢？菜单上的食品可以按照你的规格来做，你更容易得知这些食品是如何准备的，使用了哪些材料。提前知道要了解什么有助于你帮助孩子更健康地点餐。

你所要问的一个关键问题是，这道菜是用什么油制作的？那些用100% 多元不饱和油和单一不饱和油（例如橄榄油、菜籽油、玉米油、红花、大豆和花生）制作的食品是最好的。猪油、动物脂肪、部分氢化植物油、热带植物油（棕榈油、椰子），如果可能的话应尽量避免。好消息是，无论你的家人最喜欢的风格的食物是什么，你一定能在菜单上找到孩子可以享用的食品。以下是最好和最差的四种流行民族美食类型。

中国和其他亚洲菜系

这个菜系可以多尝试。亚洲食物富含蔬菜，其烹饪方式往往是蒸或炒。炒菜通常是用芝麻油或花生油等健康的油。除非你吃的是自助餐或快餐，否则食物通常是按照你指定的方式来制作的，这就意味着你可以要求更健康的做法（例如用焖或蒸代替油炸）。另外，家庭餐意味着你和孩子可以分享菜肴，不用因为很大的分量而感到有压力。使用筷子用餐，你也可能会吃得更少。

中国菜的一个缺点是有油炸的倾向。人们往往选择以油炸为主的美食，如蛋卷、云吞、油炸家禽肉（日本菜里，天妇罗和油炸饺子是要避开的菜）。调料可能富含热量、糖和钠，因此尽量搁置一边或干脆不点。炒饭也富含多余的脂肪，所以选择蒸熟的白米饭。

墨西哥菜系

墨西哥菜让你有足够的理由欢呼。洋葱做的辣调味汁（绿色或红色）和墨西哥辣酱都是极好的低脂酱汁，可以添加进放在桌子上的任何食物里。大多数墨西哥餐馆里往往都有沙拉；只需确保他们给孩子提供时是装在碗里，而不是装在油炸玉米壳里，以及避开酸奶油和鳄梨沙拉酱。其他好的选择是墨西哥鸡肉卷、软鸡肉玉米卷、鸡肉或牛肉馅饼和墨西哥玉米饼。奶酪通常可以随心所欲地添加进这些食物里，既然这可能给食物添加了很多脂肪，所以要求少放一点或搁置一边。

墨西哥菜也有一些缺陷。墨西哥菜系里有许多油炸食品，这对你的孩子来说是一个潜在的陷阱。避开油炸玉米饼壳（选择软的未经油炸的）和一些其他的油炸食物，例如墨西哥炸卷饼、玉米卷饼等。炸豆泥通常用的是猪油；如果有黑豆，就选择高纤维的黑豆。玉米片无限供应，你点的菜还未上桌，你可能就感觉饱了。所以要么谢绝再次提供要么干脆不要。其他富含脂肪的食物包括鳄梨沙拉酱、酸奶油和辣椒奶酪酱（奶酪蘸酱）。如果你必须点一个开胃菜，一份温暖柔软的玉米粉薄烙饼（玉米或面粉），配上鲜艳的绿色或红色洋葱调味汁或墨西哥辣酱是更好的选择。

 疑问

日本食物对我们家庭来说健康吗？

健康。日本食品是一种更好的选择，因为它的菜肴采用低脂烹饪方法（如烧烤、蒸、炖、铁扒和焗），而且传统上分量小。大部分菜肴都注重蔬菜，脂肪含量低。寿司和生鱼片（新鲜的鱼的薄切片）营养非常高，但生鱼存在一个非常现实的食品安全风险。一些餐厅提供煮熟的鱼寿司，如果你的孩子是爱冒险的类型，让他试一试吧。

意大利菜系

关于意大利食物，优点可多了。意大利面脂肪含量低，而且有许多口味（如菠菜、全麦和番茄），形状和大小也有趣。至于酱汁，海员式沙司和蔬菜番茄酱汁味道鲜美、热量又低。配菜部分，坚持用田园沙拉而不是潜在的高脂肪的开胃菜。撇开牛肉（除非你知道它是瘦牛肉或是没有裹上面粉的）和意大利熏火腿，选择烤鸡肉或鱼，作为意大利菜的一部分，这两者都被广泛食用。

意大利食品也含有一些陷阱。如墨西哥餐馆的炸土豆条一样，吃意大利菜时，面包篮子可能恰恰让孩子中招。取出一两片，然后让服务员将其拿走。蘸料选择番茄酱，而不是黄油或者橄榄油（谨慎使用的话，橄榄油并不是一个糟糕的选择）。撇开蘸满黄油的大蒜面包和奶油酱料（如受欢迎的意大利奶油宽面条），两者都含有大量的脂肪，保留奶酪（或者至少少弄些）。虽然意大利面可能是一个很好的营养选择，但要注意分量。一份食物往往足够两人（或三人）吃。

 本质

几个比萨连锁店正在提供低脂型的传统派。如果你所在的当地的比萨店没有参与，你自己可以要求只要一半奶酪和全部的蔬菜配料以减少脂肪。撇开外面的硬面包皮，选择薄的代替。如果菜单上有，选择全麦面包皮更好。

中东菜系

如果你从未尝试中东菜，对于一个喜欢冒险的吃货来说，现在是一个很好的时机。在许多中东菜中营养丰富的谷物和豆类扮演着主要的角色，如黎巴嫩塔波利沙拉、鹰嘴豆泥和蒸粗麦粉。全麦面包口袋皮塔饼是代替面包的一个极佳的选择，并提供如鹰嘴豆泥和塔波利沙拉等不错的配菜。中东的食物通常是烧烤、烘焙、铁扒烤或炖出来的，所以不存在因油煎而导致添加脂肪的问题。羊肉串，通常有牛肉、羊肉或鸡肉的，对于孩子们来说吃起来很有趣，通常可以配上串好的蔬菜块。

与世界各地的食物一样，中东美食也存在着一些弊端。希腊茄盒（涂上白酱的油炸茄子）和希腊炸芝士都富含脂肪，沙威玛配的酸奶黄瓜酱也是如此。有时候酸奶黄瓜是用酸奶代替酸奶油制作的，这是一个更好的选择，所以你要找服务员问问。希腊沙拉可能堆满了菲达奶酪、橄榄和相当大剂量的高热量调料，所以如果你的孩子想要一个沙拉，要求不要添加这些东西。

挑选家庭友好型餐厅

一家适合家庭的餐厅不只是服务迅速，儿童杯上还要有盖子，有蜡笔和气球，并提供好的高椅子和辅助软坐垫。菜单应该经得起检验，或者至少适应性强，能满足你的家人健康的需要。通过与朋友交谈、阅读评论、打电话获取菜单信息来提前物色好一些可选餐厅，如果可能的话，还可以通过访问公司网站来了解。

也有没办法进行提前计划的情况，比如当你度假或在一个陌生的地方时，去餐厅吃饭前先派一个成年人到门口看看菜单。甚至当你在偏远地区，而那个角落里的餐厅是城里最好的了，你仍然有一些选择，来使这成为一次适合家庭的经历。

自定义菜

为了让家人吃上最佳选择的食物，不要害怕询问食物是如何准备的，使用了什么部位的肉块以及分量多大之类的问题。如果你的孩子喜欢菜单上的一些健康的配菜——比如田园沙拉、蒸蔬菜或新鲜水果——从可供选择的食物中选择一些。任何餐厅，如果不允许你做出合理的菜单更改请求，如将调味汁放一边或用蒸蔬菜代替炸薯条，说明它不是很想做你的生意。

控制分量

美国人希望钱花得越值越好。在餐厅吃饭，这种追求蒙蔽了我们对营养价值的重视。根据 2002 年《美国公共健康杂志》上的一项研究，美国餐厅和市场上其他即食食品的平均分量自 20 世纪 70 年代以来稳步上升。食物分量大小几乎总是超过美国农业部建议的标准。例如，意大利面的平均分量比美国农业部推荐的食用分量大 480%——相当于 5 倍。如果人们将食物带回家，并将多余的部分存放起来，这就不会成为一个大问题了。然而一些研究和调查表明，大多数成人和儿童在面对更大分量的食物时，会吃掉更多的食物（摄入更多热量）。

 事实

2004 年 3 月，麦当劳公司宣布为了提供给顾客一份支持其"平衡生活方式"的菜单，将淘汰掉超大份薯条和超大杯饮料。自从它在 1988 年首次引入 7 盎司薯条和 32 盎司汽水以来，麦当劳就一直受到营养学家和健康倡导者的批评，认为这加剧了美国日益增长的体重问题。

如何防止因分量问题渐渐导致孩子体重的增加？一个简单的策略就是鼓励孩子与另一个家庭成员分吃一道主菜。另一个方法是在适当的时候点一些开胃菜，并在旁边补充一份沙拉或其他配菜。

如果你足够幸运，有一家最喜欢的餐厅能以更低的价格提供半份大小的主菜，好好利用这一点。如果这些都行不通，那就直接点大份的给孩子，请服务员端到桌上之前先打包半份。在吃之前打包而不是吃好之后打包，会降低孩子吃得过量的可能性。

关于儿童菜单

但是你也许会问，儿童菜单怎么样呢？难道上面的食物分量不更适合孩子？在有些情况下可能是这样——但是所提供的选择并不总是最有营养的。传统的儿童菜单选项——通心粉和奶酪、鸡块、汉堡和薯条、热狗和薯条、单人比萨——可能还有很多不足之处。

如果几乎所有儿童菜单上都有炸薯条和一个健康剂量的热量和脂肪，你可以要求用蔬菜、苹果酱、沙拉或水果杯代替炸薯条。还有，如果成人菜单中有更健康的食品可供选择，你的孩子没有理由必须局限于吃儿童菜单上的食物。再说一次，将一份食物分成两个半份，让服务员在端上桌之前先将半份打包起来。

 事实

据美国农业部经济研究局估计，1995 年 910 亿磅的食物（或可供美国消费的可食用食物的 26%）由于消费者和食品业的浪费最终都成了垃圾。经济研究局报告指出分量增加是一个主要原因。

只是因为甜点

儿童菜单的另一个缺陷是菜单项常常与甜点绑定。这种做法等于在说，甜点是标准的操作程序。它会刺激孩子多吃一点，仅仅因为甜点就放在那儿。即使菜单上甜点是单点的，从健康的角度来看甜点都不是一个好选择。

外出就餐通常对孩子来说都是一个特别的时刻，所以拒绝甜点——特别是就餐的人中有人纵容甜点的话——可能并不总是最好的选择。如果你知道甜点会很诱人，告诉孩子如果他这餐饭点得清淡，他可以吃个甜点。或者你也可以额外再要一把叉子（或勺子），将一个特别丰富的蛋糕或冰淇淋分开，给就餐的其他人都分点。再说一遍，只要你的孩子可以相应地调整他的健身计划的其他方面——比如餐前或餐后活动，他也可以适当地吃些甜点。

 本质

> 当你的孩子闹着要吃冰淇淋时，你不必拒绝。商店和流行的冰淇淋连锁店里有许多脱脂配方的冰淇淋和冷冻酸奶可供选择。很多冰淇淋还对补钙有帮助呢。一杯冰淇淋（或两个网球大小的冰淇淋球）对于满足孩子来说很适量，热量也在可控范围。

拒绝自助餐

自助餐可能是走向灾难的诱饵。"大即是好"的商业化思维、大方的食物供应和取之不尽的食物是用餐者吃得过饱的另一个原因。即使当地的自助餐厅有可供选择的合理健康的食物，无限量供应也可能给孩子带来麻烦。

想想自助餐的哪一点吸引了孩子，并尽量找到合适的替代。是因为这是一个尝试新食物的机会吗？那就在你的下一个就餐体验时更具冒险性一点，尝试一个新的菜式。是因为他喜欢每样食物都尝一点点吗？那就选择一家提供各种小碟开胃菜的餐厅（根据不同的菜系，也被称为餐前小吃、前菜等），在这里你多点几个菜来分享，他就可以像吃自助餐一样每样都尝一点了。如果是因为所谓的"价值"让你回去取更多食物，记住如果以牺牲家人的身体健康为代价，这就不划算了。

如果你必须在自助餐厅就餐，在前往可能更危险的面食区以及自制圣代区等区域之前先去沙拉区吧。制定一个家庭规则——每个人只有在吃完第一份食物之后才能离开桌去取更多的食物，要慢慢吃。多余的时间让孩子消化，并感受一下自己是真的还饿，还是仅仅因为看到食物和闻到食物的气味所以才想吃。

第 10 章

学着进行锻炼

The Everything
Parent's Guide to the Overweight Child

从孩子们学会爬开始，他们就一直动个不停。孩子们天生好奇，急于测试他们新发现的个人能力，大多数孩子一旦搞清楚怎么做之后，就一直跑啊、爬啊、跳啊。然而，这一路走来，孩子可能会对运动失去兴趣。也许他们认为这并不重要，因为他们没有看到爸爸妈妈这样做。也可能是，与踢球和骑自行车相比，他们的朋友对电视和电子游戏更感兴趣。请重新让孩子（或你自己）找到健身的乐趣和健身的良好感觉。

健康生活计划：为什么孩子需要健身

孩子需要锻炼的理由同成人的一样——保持灵活性，消耗多余的热量，锻炼肌肉，保持骨骼和关节健康，刺激免疫系统，并加强心脏功能。锻炼还让人自我感觉良好，引发叫作内啡肽的大脑化学物质的释放，减轻压力，减轻疼痛，让人产生愉悦的感觉。小孩子也需要运动来发展他们的运动技能，增加手／眼的协调性。锻炼还可以很有趣味性。像跳房子游戏、跳绳、触碰捉人游戏和红绿灯游戏等活跃的孩子游戏，对社会性成长以及身体发育很重要，让孩子练习团队合作、分享和其他的处理关系的技能。

运动的强度

由美国体育运动和教育协会（NASPE）发行的体力活动指南建议，小学的孩子们至少每天或几乎每天都参加 30~60 分钟与年龄及发育相适应的各种各样的体力活动；他们最好能每天累积几小时这样的体力活动；这些体力活动中应包含至少持续 10~15 分钟中等到较大强度的运动，这种运动在性质上应为中等强度和较大强度运动的交替，并有短时间的休息和恢复间歇；儿童们不应有很长的不活动时间。

有氧运动，一种保持在一定心率的运动，其会增加血液循环并调节呼吸率，消耗体内脂肪。有氧运动有可能会过度。如果孩子的心率保持在最大心率的 70%~80%，那么他的锻炼强度是合适的（请阅读"努力锻炼还是几乎没有锻炼？"部分，搞清楚如何测量心率）。

 事实

> 无氧运动构建肌肉组织，而不是燃烧脂肪。举重和俯卧撑、仰卧起坐之类的运动被认为是无氧运动；它们注重发挥肌肉群而不是增加心率。因为肌肉组织比脂肪组织燃烧更多的卡路里，即使在休息的时候，低强度无氧运动也对孩子有利。（关于举重和儿童特殊的注意事项和预防措施，请参阅第 11 章）

运动和儿童发育

让孩子运动不仅仅是一个减肥策略。体育活动和它所提供的精神刺激和社会互动，对于孩子在以下四个领域的发展很重要：

- **体能上：**当然，运动燃烧卡路里，有利于维持或减轻体重。它还可以降低 2 型糖尿病的风险，提高了高密度脂蛋白（良性胆固醇）

的水平，并能降低血压。

- **精神上：**许多运动都同时占用大脑和身体。玩家必须制定一个战略，利用自己的优势，找到对手的弱点。团队成员必须找出一起合作的最有效方式。你能想到的任何活动都包含脑力活动。甚至保龄球，也需要一些数学技能。

- **情绪上：**参与运动和健身活动可以给予孩子一种成就感，提高他的自尊心。

- **社会性上：**团队运动和健身"游戏"需要技能，如团队合作、耐心、同情心和分享技能。

寻找一个有效的计划

使健身发挥作用的关键是找到一个孩子喜欢的活动。这听起来好像很笨拙，但它需要大量的试验和错误的尝试，需要时间、费用并经历频繁的挫折，才能找到一项你的孩子能真正热衷的运动或运动组合。我们有办法削减列表，以至于这项工作不是那么难以应对。首先，问他尝试什么运动他可能会感兴趣。其次，想想他的性格特征，搞清楚什么运动或活动可能会与他的思维方式很好地吻合。

以下哪项符合你的孩子：

- **目标明确？**提供可衡量的结果的活动，比如举重训练、骑自行车（带里程表），或步行／跑步（带计步器），可能是一个不错的选择。

- **没耐心？**像高尔夫、棒球／垒球这类持续很长时间的活动可能不会受他欢迎。尝试摔跤、游泳、纵列式滑冰，甚至像掷铅球这样的径赛。

- **自觉？**个别指导，或专注个人的群体指导，可能适合他（比如舞蹈、武术或击剑等）。他也可以尝试在家练习散步、跳、蹦床等。

- **有竞争性?** 一项团队运动，或者一个带有竞争性的个人运动，可能适合他。

在你确定孩子是否真的喜欢那项运动之前不要花太多钱购买设备或服装。一些不能没有的必需品，比如安全头盔和衬垫，可以租或购买二手的。阅读第 11 章，你可以了解更多关于安全和运动装备的信息。

 本质

> 对各种体育运动和活动进行抽样调查是非常昂贵的。许多武术学院、舞蹈学校和体操学校都提供免费的体验课程。如果不能获得免费体验，看看你在考虑投入更多时间和金钱之前能否只支付一节课的费用。

要有趣味性

让孩子对健身保持持久的热爱的两个关键是多样性和趣味性。否则你的孩子一定会感到无聊。幸运的是，有许多简单的方法可以给家庭健身活动注入一些乐趣。例如，试试以下这些活动，几乎可以确保孩子会很感兴趣。

- **设置一些障碍**。将你家的后院设置成超越障碍训练场。
- **竞赛**。家庭成员多吗？进行一些接力比赛吧。或者尝试将两腿套入袋内的赛跑或两人三腿赛跑。
- **淋湿游戏**。选择团队活动，向高空抛水气球。冬天可以打雪仗。
- **呼啦圈**。让孩子挑战呼啦圈比赛。
- **去打猎**。进行寻物游戏，列好独特的户外项目清单。速度最快的队获胜。
- **蹦跳**。重温跳绳比赛，或挑战跳房子游戏开启竞争模式。

- **选择阵营。**在团队活动中，使父母与孩子竞争（要有适当的障碍使其公平），或使男孩与女孩之间竞争。

 事实

> 对年幼的孩子和他们的父母来说，可以在公园里玩一下下午，进行有趣的活动。荡秋千比赛、单杠比赛，或看看 60 秒内你能滑多少次滑梯。大一些的孩子可以扔飞盘或足球。

家庭时光

根据孩子年龄和性格的不同，让你与他一起尝试新的健身活动，他可能会觉得非常有趣，也可能会觉得特别尴尬。年幼的孩子可能会喜欢当地社区中心和基督教青年会提供的亲子健身课程。如果不选择这类课程，尝试一下骑自行车（或骑三轮车）、游泳（或在飞溅的水花中奔跑）、徒步旅行（或在附近公园散步）。

如果你的孩子正在经历那个尴尬的年龄段——接近青春期，你可以选择一些淡出公众的视野的积极活动，减轻他的窘迫感，比如徒步旅行和划独木舟。他可能也更愿意做一些单独训练，这也没关系。

安全问题

在你让不活跃的孩子开始一个新的锻炼之前，你应该获得你的儿科医生或医疗保健提供者的批准。如果他在一家活动中心或私人教练那里开始正式的健身计划，在开始之前可能要出示医生证明。一旦得到医生的同意，针对他选择的活动，确保他有合适的安全设备和服装。

每次锻炼应该从热身和拉伸运动开始，以减少受伤的机会。一个有能力的教练或教员应该知道基本的能减少运动损伤的热身和降温活动，但父母和孩子都是自己活动的，所以有一些规则你应该遵守。

热身

运动前的热身就像你在严寒的冬天开车前预热 5 分钟一样。它能加快血液循环，使体温身高，让身体更舒适。当孩子越来越热的时候，他实际上增加了身体的核心体温和肌肉的温度，这使得它们更加灵活，从而增加了他的活动力度。热身也让他对接下来的活动任务提前有了心理准备，如果他参加需要一定程度的集中精力和精神警觉性的体育运动或活动，这点尤为重要。

让孩子锻炼前热身的一些适当的方式包括跳爆竹、深度屈膝和弓步等简单的健美操，还包括一些快速冲刺，轻快的散步，或者几分钟的跳绳。

好的热身将逐步提高孩子的心率和呼吸率，以便血液会携带充足的氧气给需要它的肌肉。尽管这不会让他精疲力竭，但他应该会开始出汗。出汗是人体的自然冷却系统，一个好的热身会使身体出汗，来开展即将到来的锻炼活动。平均来说，大约进行五到十分钟的热身较好。如果孩子在比较寒冷的气温下锻炼，热身时间应该再长一些。早上热身时间也应稍长，因为此时体温是一天中最低的时候。

 事实

锻炼前还是锻炼后拉伸肌肉会让你的孩子远离伤害，这点还值得商榷。一项 2004 年 3 月发表在《运动医学和科学》的研究发现，没有足够的证据可以证明伸展运动可以防止竞技运动员和业余运动员受伤。尽管这一课题还需进一步的研究，但适当的拉伸运动是不会受伤的。对于一些需要灵活性的活动，如体操和瑜伽，它是至关重要的。

拉伸运动

拉伸运动延长和放松肌肉纤维，并增加其灵活性。拉伸运动应该在热身后，因为拉伸肌肉可能会导致受伤。忘掉那个"痛必有获"的观念——拉伸运动不应该会受伤。事实上，如果拉伸过度，人会感到不适，这就会导致肌肉损伤。每次拉伸大约保持 30 秒。总共 5 到 10 分钟的拉伸运动应该就足够了。

下面提供一些简单的你可以带着孩子做的拉伸运动：

- **肩颈运动**。先按顺时针方向，再按逆时针方向慢慢地做头部转圈运动，并伸展颈部肌肉。转动肩部时，向耳朵方向提升每个肩膀，然后做旋转圆周运动，可以向前和向后。
- **突进**。右脚向前迈一步，将身体的重心转移到右脚，左脚保持伸直。你应该感觉到左腿背部有股拉力。保持该姿势 30 秒，然后换腿。
- **脚趾触摸**。腿伸直站立或坐着，在不感到痛苦的前提下尽可能用手去抓脚趾，保持 30 秒。
- **侧拉**。站立，双腿微微分开，向上尽可能伸展你的手臂，坚持 30 秒。手臂不要放下，身体慢慢尽可能向右边压，然后向左，以不感到痛苦为准。每边大约保持 30 秒。
- **拉伸背部和臀部**。平躺，背部平放在地板上。对着胸部弯曲膝盖。保持 30 秒钟。

在拉伸过程中，你可能会注意到你的孩子尽力地控制他的呼吸。告诉他，在整个拉伸过程中缓慢而稳定地呼吸是最佳的。拉伸运动应该是渐进式的，避免肌肉拉伤。

警惕！

> 脱水可能会让孩子有热衰竭、中暑的风险。美国运动医学学院
> 2004 年年度会议上展示的一项研究发现，在儿童研究对象中，三分之
> 二的参加了有组织的体育运动的儿童因流汗太多而明显脱水。鼓励你
> 的孩子在运动过程中和运动后喝大量的液体。

私人教练

请私人教练可能是让孩子开始健身计划的一个好方法。寻找有指导
儿童经验的私人教练，会做心肺复苏术且有私人教练资格认证，有责任
保险（可以是个人的，也可以是他或她的雇主购买的）。善于与你的孩子
沟通，这点也是必不可少的。如果可能的话，去教练中心进行一个简短
的访问，带上你的孩子，这样你就可以了解他们两个的沟通情况。

许多组织提供私人教练认证程序。这些组织包括美国运动医学学院
（ACSM）、美国健身协会（ACE）、国家力量和调节协会（NSCA）、国家运
动医学研究院（NASM）、国家力量和健康委员会（NCSF）、国家专业培训
师联合会（NFPT）、国际体育科学协会（ISSA）和基督教青年会（YMCA）。
其中的一些组织，比如国际体育科学协会（ISSA），在青年健身方面也提
供培训专业化项目。这些机构可以推荐你的区域的培训师。参见附录 B
了解有关联系信息。

 本质

> 根据美国国家儿童安全运动中心统计，因体育运动受伤而在医院
> 急诊室治疗的儿童中，5 至 14 岁的儿童接近 40%。肌肉组织反复压力
> 过大，就会造成过度使用性损伤。它可能会因为运动或锻炼前不当或
> 不充分的热身运动而恶化，几乎一半的初中和高中学生的运动损伤都
> 是这个原因造成的。

小步骤进行

如果你的孩子对于运动的想法只是从卧室走到电视机前，那么一小步一小步地开展是绝对必要的。你要通过每日添加少量的额外活动和保持低强度的训练逐步提高他的活动水平。早上和晚上步行十五分钟是一个很好的开始。大一点的孩子可能会承担一些更积极的家务，如修剪草坪、铲雪、洗车、每天长时间地遛狗或吸尘。适当的增加他的零花钱可能是一个很好的动力。

有的时候孩子不愿意出去运动，他们因为自己的体形、机能水平或不适而感到尴尬。让你的孩子知道你了解他的感受，不要强迫他进入群体或团队中。相反，让他在家关注你的健身计划，他有家人在身边，情感上有安全感。

运动不应该有伤害，所以如果有关节或肌肉疼痛的问题，跟孩子的医生谈一谈。游泳之类的低强度运动对你的孩子来说可能是一个更好的选择。你可能还希望被推荐给运动生理学家或运动医学专家，以共同制订一个可以让孩子感到舒服的计划。

能走路，就不要骑车

给孩子的日常生活增加运动的最佳方法是鼓励他尽可能多走路。步行去学校是一个很好的开始，但如果这样做不可行，还有许多其他的机会，比如你和孩子一起去散步。下次你上车的时候，想一想你是否能走到目的地。当你来到商场，把车停在停车场最尽头的地方。选择爬楼梯而不是乘电梯或自动扶梯。走进一家商店、银行或餐厅，而不是使用免下车模式。对于家庭出游活动，你要尽量选择走路多、坐下少的活动，例如去参观动物园，而不是去看电影。所有这些看似小的步骤加起来——
你也许还会发现自己省下了大量的汽油。

努力锻炼还是几乎没有锻炼？

怎样让你的孩子知道他的锻炼水平是否足够高呢？一至十岁的儿童，
平均心率为每分钟 60~140 次（bpm）。十岁以上的儿童和大多数成年人的
静息心率是 60~100bpm。

如果你的孩子喘着粗气，但仍然可以进行谈话，他可能处在一个温
和的运动水平上。如果他能唱歌，背诵葛底斯堡演说，或在锻炼时与你
争论，那么他还可以再增加一点强度。通过评估孩子在运动中的心率很
可能是衡量更高强度的锻炼的最好方法。

首先，确定你的孩子的平均最大心率，算法是用 220 减去孩子的年龄。
因此，12 岁的孩子的最大心率为 208。以适度水平锻炼时，孩子想要的
目标心率是最大心率的 60%~80%。对于一个 12 岁的孩子，他的心率会
是 125~166bpm。那么，对他来说，高强度锻炼时的心率应该是最大心率
的 70%~85%，也就是 145~177bpm。

教孩子找到脉搏并测定脉搏跳动的次数，尽管可以很容易地测量心
率，但在孩子的手腕或手臂上戴心率监视器可能更好，这将为他提供一
个实时视图，让他随时了解他的锻炼水平。

 本质

教你的孩子测量心率。让他用另一只手的食指和中指，在拇指旁
边的手腕上找到脉搏。一旦他找到了脉搏，他应该计算一下三十秒内
跳动的次数（从 0 开始计数）。他可以以自己的手表为准，或在你的帮
助下计数。将得出的数字乘以 2，便是他的心率。也可以按颈部的脉搏
或按胸部数心跳的次数。

从实际出发

当谈到体育运动和活动时，你的孩子会有他自己的个人喜好。尽管让他选择那些你喜欢的活动会很好，但是如果那些不是他喜欢的，不要强迫他或对他表示失望。不要强加自己的性别偏见来限制他的选择。你的女儿也许会喜欢冰球，你的儿子也可能会喜欢跳舞。

当你的孩子找到一个他喜欢的运动时，让他以自己感觉最舒适的程度进行这个运动。他不必赢得每一场比赛或竞赛，或达到该运动的最高级别来获得生理与心理上的满足。如果他玩得开心，学习了良好的体育精神，变得健康，那么他已经是一个冠军了。鼓励他，不要让他觉得他必须向其他人证明自己。

 本质

> 如果你的孩子偶尔想休息一天，不去骑自行车或进行他选择的其他活动，也是可以的。只需确保他在休息日不是完全不动的。让他选择另一个有趣且活跃的家庭活动，比如去海滩或公园。

锻炼和活动日志

追踪孩子的进步和让他时刻有动力的最佳方法是让他记录锻炼日志，这样他可以记录他的日常活动。这可以被纳入他的日常饮食日志中，或作为一个单独的册子。最初，这本日志是用来衡量孩子的基线，或健身和活动水平的起始点的。随着他不断进步，他可以用它来挑战更高水平的活动和取得更好的体育成绩。它还可以不断提醒他们日常锻炼的重要性。

填补空白

一个活动日志，至少应该有这些条目：日期、类型、一天的活动量，当天体育活动的总时间。个人笔记空间也可能是有帮助的，你的孩子可以用它来记录他对所选的新活动的想法。每日或每周的计划表非常适合这个用途，但螺旋笔记本、活页夹或文件夹中的活页纸也一样有用。每天一页（如果你的孩子仍然在学习阅读和使用图片，可以多几页）。如果你为每个部分创建标签，孩子可能会更容易操作。例如，你可以设置上学前运动的部分（做了什么，时长），学校锻炼（做了什么，时长），放学后锻炼（做了什么，时长）。大一点的孩子也可以计算他们每天消耗的热量，这也有助于提高他们的数学技能。表 10-1 提供了一些计算体育活动中消耗的平均热量的方法。附录 A 中有活动日志条目的样本。

表 10-1　体育活动所燃烧的平均热量

活动项目	每小时燃烧的热量（卡）
有氧健身舞	546
篮球（消遣）	450
骑自行车（5 英里 / 时）	174
骑自行车（6 英里 / 时）	240
骑自行车（12 英里 / 时）	410
骑自行车（13 英里 / 时）	612
划独木舟（2.5 英里 / 时）	174
循环重量训练	756
越野滑雪（5 英里 / 时）	690
触式橄榄球	498
滑冰（9 英里 / 时）	384
慢跑（6 英里 / 时）	654
慢跑（6.5 英里 / 时）	740

续表

活动项目	每小时燃烧的热量（卡）
慢跑（7英里/时）	920
跳绳	750
园艺	323
骑马（小跑）	246
轮滑（9英里/时）	384
原地跑步	650
跑步（10英里/时）	1280
游泳（25码/分钟）	275
游泳（50码/分钟）	500
网球（单打、消遣）	450
网球（双打、消遣）	312
排球（消遣）	264
散步（2英里/时）	198~240
散步（3英里/时）	320
散步（4.5英里/时）	440

资料来源：国家卫生研究院。以上数值计算的是体重150磅的人运动时燃烧的热量。燃烧的热量会根据体重的不同而有所改变。体重越大，热量燃烧得越多；体重越轻，热量燃烧得越少。

达成目标

在你的孩子经历了各种不同的运动和锻炼例程，开始关注那些他喜欢的活动之后，他可能会发现在他的日志里添加一个记录目标的页面会对他有帮助。这个想法是为了使新的挑战能够实现，并对自己起到激励作用。例如，有个目标可能是在一个特定的山路骑自行车，且不要停下来，也可能是在游泳池里多游泳一段距离。一旦这个目标实现了，他就可以在他的日志里设立一个新的目标。他的个人最好成绩的日志提供了一个他所取得的进步的切实记录。当他的情绪低落或者没有动力时，他可以很好地根据这个进行反思。

如果他记得每天写日志，活动日志只会激励你的孩子。每天留出一个特定的时间让他记录活动日志，比如睡觉前或饭后。这个想法是为了让它成为习惯，就像睡前刷牙一样自然。几个月后，当他回头看到他刚开始时所处的水平，他进步了多少，他会对自己的进步感到惊讶的。

第 11 章

整合运动

The Everything
Parent's Guide to the Overweight Child

不管是学校还是社区组织的体育活动，都可以为你的孩子提供健身的机会。这个机会不仅对身体的发育有益，还可以培养积极的同伴互动和社会技能。健身选择有无数种，团队运动如足球，个人活动如滑冰等。孩子成功的关键要素包括和他一起检验他的选择、做好安全性准备，以及支持你的孩子和他选择的项目。

学校的体育课

学校体育课是孩子健身计划的重要组成部分。他所接收的教导类型可能会让他对常规性的锻炼终身热爱，也可能会让他极其厌恶。运气好的话，他会遇到这样的老师——不管孩子们的技能水平如何，他将体育课看作培养每个孩子的个人优势的契机。体育课应该是其乐无穷的。它应该具有挑战性但不会让孩子们感到不知所措，它应该阐明为什么经常锻炼是健康生活方式的重要组成部分。

据统计，孩子的剧烈运动量在孩子到了青春期后将大幅下降。外科医生报告说，12~21 岁的近一半的年轻人不积极活跃。在学校期间关注健身活动有助于确保年长的孩子得到他们所需要的日常锻炼。然而国家调查显示，在孩子上完小学，进入更高年级时，学校明显对体育教学放松了要求。

体育达标了吗?

2000 年，美国疾病控制中心发布他们的学校卫生政策和程序研究（SHPPS）的结果：一项全国性的对美国学校体育教育、营养学和健康教育实践的评估。研究结果发现，只有 8% 的小学，6.4% 的初中和 5.8% 的高中每日提供体育教学——小学每周 150 分钟，初中和高中每周 225 分钟。

 事实

根据学校卫生政策和程序研究（SHPPS）的结果，16.7% 的小学，25.3% 的初中和 40% 的高中允许满足特定需求的学生完全不参加体育课程。这种需求可能包括体能考试成绩好，参与社区服务，报名参加其他审定课程，参加职业教育，或参加学校运动会。

根据卫生局局长的身体活动与健康报告，所有高中生中，不到四分之一（19%）的学生在一周五天的生活中，每天的体育课上锻炼 20 分钟或更长时间。平均来说，每天参加体育课的高中生在 1991—1995 年从 42% 下降到 25%。

随着孩子年龄的增长，这个问题只会变得更糟。尽管大约一半的小学要求学生参加体育课，但是这一数字在初中和高中明显下降。到 12 年级时，体育课参与率暴跌到 5.4%。

要求体育教学的学校百分比（按年级划分）

年级	百分比 /%	年级	百分比 /%
幼儿园	39.7	7	26.2
1	50.6	8	25.1
2	50.5	9	13.3
3	51.3	10	9.5
4	51.5	11	5.8

续表

年级	百分比 /%	年级	百分比 /%
5	50.4	12	5.4
6	32.2		

资料来源：美国疾病控制中心

标准和能力

孩子接受多少体育教学，以及该教学的内容和质量，取决于州或地区的水平。当地教育委员会可以为你提供详细的指导方针。

国家体育运动和体育教育协会已开发了从幼儿园到 12 年级的国家体育标准。有些地区使用这些标准作为基准进行体育项目，许多教育者使用它们来指导课堂课程。2004 年的标准要求如下：

- 每天体育活动（在校以及不在校期间），至少达 60 分钟，并增加至几个小时。
- 限制长时间的不活动（两小时或两小时以上）。
- 让年轻人每天进行各种各样适龄的体育活动。
- 教孩子技能，旨在实现终身的健康生活方式和达到身体健康。
- 鼓励自我监控的健身活动，让年轻人可以看到他们的积极性，并设定自己的目标。
- 根据每个孩子的需要来使活动强度个性化。
- 鼓励孩子去探索其独特的体育才能。
- 培养性格特征，以促使孩子为自己的健康和福祉做出良好的决策。

做出积极改变

不幸的是，在学校资金紧张时，第一个遭到资金削减的通常是体育和艺术。考虑到大多数学校在健身方面花费的时间已然不足，以及美国儿童的不活动状态和超重问题日益严重，从本义上来说，在体育教育上进一步削减资金对学生的身体来说可能是极其不利的。

 本质

> 你也可以将自己的时间和才能贡献给孩子的学校。志愿去带领学生进行积极的郊游活动，比如在校园内开发一个花园，举行一场自行车或滑冰安全活动，或提供一个健身博览会。关于鼓励孩子的学校为体育健身提供足够的机会的内容，详见第19章。

然而，父母可以发挥作用。自学体育教育政策和了解你所在学区的资金实际情况。让孩子的学校校长和其他老师知道你支持学校体育教育，参加当地学校董事会会议和家长组织会议。鼓励教育工作者和父母调查州或个人的资助金计划，看能否资助体育设备或试点项目。最后，将你的担忧政治化。写信给你的州和地方代表，请求支持增加你所在地区学校的体育教育资金。（见附录B，了解宣传、立法和政策信息）

团队运动

橄榄球、足球、曲棍球、篮球、网球、棒球、摔跤、垒球、排球——如今的孩子有很多可以选择。团队运动，不管是学校组织的，还是以社区为基础的，对你的孩子来说都是一次难得的机会，孩子可以获得有规律的锻炼，提高协调和运动技能。有一个好教练和一个积极的同伴环境，团体运动也可以帮助建立自尊和发展社会和领导能力。

然而，团队运动并不适合所有人。你的孩子可能会在意自己的体形和技能水平，如果他因为要加入一个团队而感到不舒服，不要强迫他。还有许多其他的选择可以锻炼他的身心。

正反两方面

如果你的孩子还在犹豫是否参与一项团队运动，这里有一些你可能想要考虑的因素。积极的方面有以下几点：

- **成为团队成员**。成为团队的一部分意味着可以学习如何相处，并向共同的目标努力，这是所有孩子的生活技能的关键。
- **培养领导才能**。你的孩子可能还会发现他有激励队友的天赋。
- **致力于健康**。当你的孩子加入了一个团队，他承诺定期参加训练和比赛。这可能对需要调整体形和将健身纳入生活方式的孩子来说是一个好的激励。
- **发展优势和克服弱点**。你的孩子可能会发现他是一个有力的击球手，但到了赛场上却表现平平。其他队员情况可能正好相反。教练通过将球员的特长互补来保持平衡。他们也会帮助你的孩子利用他的优势并培养较弱的方面。

消极的方面如下：

- **选择立场**。在一项团队运动中，如果你一直是替补，你知道那是怎样的一种痛苦。让孩子选择团队对于体育老师和教练来说根本不是好的做法。
- **激烈的竞争**。根据设置，团队运动的竞争力可以迅速扑灭孩子对参与的兴趣。如果他正刚刚学习比赛，且没有队友熟练，这种情况尤其如此。
- **坐冷板凳**。理想情况下，所有的孩子将公平地分享他们的上场时间。但根据设置、教练和孩子的技能水平，他可能更多的时间是在场外观望比赛。

校外的团队

如果没有可供选择的学校组织的团队体育运动，或者学校组织的体育活动对你的孩子来说不是一个好选择，可以看看以社区为基础的体育活动。你可以从社区中心、公园地区、当地的教堂、健身中心（如基督教青年会）以及当地的男孩和女孩俱乐部这些地方开始。关于你所在的城镇里有什么可选择的团队，你也可以从孩子的体育老师那里获得一些不错的信息。团队通常是围绕年龄、技能水平或这两者来组织的。如果你年长的孩子开始了一项体育活动，并因与小点的孩子待在一起而感到不舒服，这可能是一个问题。相反，你的孩子也可能会被放在一个按年龄组织的团队里，他的队友都具有更高的技术水平，而他只是熟悉这个运动。一些个别辅导或指导可以解决这个难题。要解决这个问题，最好与教练谈一谈。

 本质

记住，你的孩子的整体团队运动经验很大程度上取决于教练组。要毫不犹豫地给教练打电话，询问他关于与孩子们合作的理念。你也可以让他知道你对孩子健康与快乐的担忧。一个好的教练会耐心地谈论他的方法并解决你可能存在的任何忧虑。

有氧训练

有氧运动可能会让你想到穿紧身衣的苗条教练所教的复杂的地面运动。然而，有氧训练远不止如此。有氧运动是心跳加速、燃烧脂肪的剧烈运动，所以对你的健身计划来说，运动量是很重要的。一些好的有氧运动包括骑自行车、慢跑或快走、划船、越野滑雪、爬楼梯、滑冰、网球和舞蹈。

一些肥胖儿童可能有关节问题，从而使他在进行高强度的有氧训练时会面临困难或感到痛苦。如果是这种情况，试试水中有氧运动，这是一种有力的低强度的锻炼。如果你的孩子喜欢游泳，游上几个来回也是一个有效的有氧运动。

年幼的孩子可能会厌倦传统的地板有氧运动、跑步机，或固定自行车。尝试些有趣的活动，比如跳绳或跳球——将一个球拴在一只脚踝上，孩子用另一只脚从上面跳过去，同时旋转一圈。年幼的孩子也喜欢玩弹跳球（一种充气球，孩子坐在上面弹跳）。

 事实

> 因为他们的体重附加的阻力，做同样的活动，体重大的孩子比平均体重的孩子以更高的速度消耗热量。这对努力减肥的孩子们来说是个好消息。锻炼的强度越高，热量燃烧得越快。然而，如果你的孩子发现高强度的锻炼难以应对或者让他感到不舒服，最好降低锻炼的强度，延长锻炼时间。

力量和柔韧性

除了有氧训练，提升力量和柔韧性的练习也会使你的孩子更健康，并增加他的幸福感。阻力训练构建肌肉，活跃时，肌肉组织比脂肪燃烧更多的热量，让你孩子的锻炼更有效果。柔韧性练习使姿势更佳，帮助放松肌肉和释放压力，当孩子参与更剧烈的运动时还可能降低孩子受伤的风险。柔韧性训练可能和基本的拉伸运动（第10章中有讨论）一样简单，也可能是一种更正式的教学方法，如太极和瑜伽。

少儿瑜伽

除了增加身体柔韧性的好处，瑜伽也是一个青少年减压的好方法，可以帮助孩子培养精神集中。甚至幼儿园和小学的孩子也会觉得适合孩子的瑜伽节目有趣，比如一些动物与自然的瑜伽姿势或动作，如让他们成为树、狮子和其他动物。这培养了他们的创造力和想象力，也大大发展了身体他们的协调性与平衡性。

因为它在成人中新兴、流行，所以瑜伽课程广泛普及。寻找一个特别适合孩子的计划或教练。如果你在你的区域很难找到指导你的孩子的瑜伽课程，试着拨打 877-964-2255 联系瑜伽联盟（网址：www.yogalliance.org），或者在线访问 www.yogaftnder.com.

力量训练开始时要缓慢进行

美国儿科学会（AAP）在他们的关于儿童和青少年的力量训练的政策声明里建议，对力量训练项目（那些通过重量、弹性管或体重进行阻力训练以锻炼肌肉的项目）有兴趣的儿童和青少年在他们掌握适当的技巧前，进行零重量、低阻力练习："当他可以重复执行 8~15 次时，以小的增量增加重量是合理的。训练时要训练所有的肌肉群，通过每个关节的全面运动来进行。训练时长至少 20~30 分钟，每周 2~4 次。

疑问

什么是交叉训练？这对我的孩子来说好吗？

交叉训练仅仅意味着你的孩子参与的是混合类型的活动。如果你的孩子很容易感到无聊，这是一个特别好的主意。交叉培训计划结合有氧、力量和柔韧性练习，更多样、更全面——例如，一天游泳，一天瑜伽，接下来一天轻重量练习。根据美国整形外科医生学会的研究，交叉训练可以预防过度伤害，因为它在不断交互的基础上锻炼了各种各样的肌肉。

美国儿科学会（AAP）还建议将有氧运动添加到体能训练计划中，以获得广泛的对健康的益处。举重和竞技举重不建议儿童和青少年参与，因为其对骨骼发育的生长板有损坏的风险。代替力量训练，你的孩子可以尝试俯卧撑、引体向上、仰卧起坐、深度屈膝等抗阻练习。

独立运动

不适合团队运动氛围的孩子也有各种各样的活动可供选择。他们可以参与他们已经了解和喜欢的活动，例如骑自行车或滑旱冰，或者他们可以在一个全新的领域接受个人或分组指导。瑜伽、武术、舞蹈、游泳、皮划艇、跟踪、滑冰、打高尔夫球、击剑这几个活动可能会对你的孩子有吸引力。

虽然个别教学可能比分组教学更昂贵，但在某些情况下，你会发现它值得投资，因为它让你的孩子有个良好的开始，并增强他对自己能力的自信。之后，当他有更高的舒适度，他可以加入小组教学。如果你的孩子感兴趣，一些独立的运动也提供他参与竞争或公开表演的机会。如果你的孩子对此不感兴趣，在报名前请搞清楚比赛或表演是否是强制性的。

 警惕!

骑自行车或滑冰时，你的孩子不应该戴着耳机或听随身听。如果他在交通流量大的区域步行或慢跑，也不应该戴这些。孩子们要能够听到接近他的车辆、行人和其他潜在的道路上的危险。对于家中的成年人也是如此。

家庭健身

确保你对健身的重视不是单方面的。瘦不是衡量身体健康的标准。

你应该鼓励你所有的孩子展开积极的生活方式，而不仅仅关注孩子的体重问题。对家庭中的大人也是如此。计划有趣的家庭活动，让每个人都动起来，如徒步旅行，去公园或海滩，和家人散步和骑自行车，都是展示你对家人健康的承诺的最好方式。

如果你的孩子更喜欢花大部分的时间参加团队活动或小组活动，与同伴一起健身，你的支持仍然是很重要的。不要只是负责接送。在他练习、比赛和竞赛的时候在旁边等着，并在需要的时候主动去帮忙。让你的孩子看到你对健身也很感兴趣。无论是定期去健身房，还是去附近散步和骑自行车，他需要你做出榜样，能够给他以激励，供他效仿。

准备工作

无论你的孩子选择什么运动或活动，确保他有适当的设备和服装，这样他参与活动时会感觉舒适，并且能将受伤的概率降到最低。二手的装备就很好，还可以节省钱——只是要确保它适合你的孩子，没有任何损坏，还要查询一下消费者产品安全委员会（CSPC）召回的产品清单（查询网址：www.cpsc.gov），以确保它不是因为缺陷或安全隐患而从市场上召回的产品。如果对任何运动装备的安全性感到怀疑，出于谨慎，宁可买个新的。

安全装备——从头到脚

对于任何有头部受伤的可能性的活动，头盔是必不可少的。这样的活动包括足球、自行车、滑冰、滑板、曲棍球、垒球和棒球。确保头盔与该项运动配套，根据制造商的使用说明，要看头盔是否完全适合。自行车头盔应该由消费者产品安全委员会（CSPC）进行质量认证，经过认证的产品贴有标签或贴纸。自行车头盔可以将头部受伤的风险降低80%，所以确保你的孩子骑车时始终戴着头盔，即使他只是短途骑行。

 事实

> 根据美国国家儿童安全运动，创伤性脑损伤是因体育运动而死亡的首要原因。所有美国儿童的创伤性脑损伤，有21%是体育和娱乐活动所致，而且几乎有一半的人是因为骑自行车、溜冰和滑板而受伤的。与那些采取适当的预防措施的孩子相比，不戴头盔和防护装备的孩子更容易受伤。

你的孩子可能需要的其他设备如下：

- **护目镜**。如果你的孩子戴眼镜，他可能需要特殊的护目镜和防碎的处方眼镜。
- **嘴部保护类**。某些体育运动，如曲棍球和足球，可能需要一个护齿套保护牙齿。
- **衬垫类**。护腕、护膝和护肘、护胸、口罩是可用于各种体育运动的部分安全装备。根据你的孩子在团队中所站的位置，他可能还需要特殊的装备。滑冰（滑板、极限滑板、轮式溜冰或四轮滑板）的孩子应该总是戴护腕、护膝、护肘以及完全合适的头盔。
- **运动护裆**。参与接触性运动或可能造成腹股沟受伤的运动的男孩子，无论在练习还是在竞争中，都应该穿一个运动护裆。
- **防滑鞋和普通鞋**。确保你的孩子穿与他选择的活动配套且合脚的鞋（包括袜子）。二手鞋必须完全合脚，以防脚可能会受伤、起水泡。

穿着得体

如果需要统一着装，确保服装舒适，适合你的孩子。选择尺寸时要考虑到里面还要穿戴额外的保护垫。如果你必须选择成人尺寸的，那就选成人尺寸的吧——如果孩子感觉不舒服，他就不能享受这个活动并全身心参与进去。对于那些孩子必须自己选择着装的活动，确保他选择宽松舒适的衣服，面料透气，具有排汗功能。

 本质

> 虽然让孩子天黑后远离交通拥挤地区是最安全的，但是大一点的孩子可能黄昏后还想要骑自行车、滑冰或进行其他锻炼。即使在安静的居民区，这也可能会有危险。确保你的年长的孩子穿反光的衣服来保证安全。在自行车头盔上贴上反光贴纸，自行车要有合适的反射镜和前灯，这点也是很重要的，以确保太阳下山后司机能看清楚你的孩子。

根据天气着装也很重要。对于冬季和秋季的户外活动，分层服装效果最好。你的孩子可以根据自己的舒适度穿上或脱掉身上的衣服。天气暖和的时候，最好穿便服，以防太热。要确保你的孩子皮肤受到适当的保护，避免直接暴露在阳光下。美国食品及药物管理局（FDA）建议使用防晒指数（SPF）不低于15的防晒霜。最好戴顶帽子，可以保护头皮不被晒伤。

残疾或有精神缺陷的孩子的健身

根据《联邦残疾人教育法案》（IDEA），《美国残疾人法案》（ADA），1973年的康复法案第504条，所有有身体或精神残疾的孩子都有权充分参与体育课程。这就意味着学校要将你的孩子融入常规的体育课程中，或者，如果需要的话，为他提供一个特殊的适合他的课程。如果有必要提供特殊课程，学区要负责包揽所有成本。

事实

> 《联邦残疾人教育法案》（IDEA）对残疾儿童的定义为"智障、听觉障碍（包括耳聋）、语言障碍、视觉障碍（包括失明）、严重的情绪障碍、骨科障碍、自闭症、创伤性脑损伤、其他健康损伤，或特殊学习障碍，并因此需要特殊教育和相关服务"的儿童。

这些法律还要求你的孩子可以参与学校提供的任何课外活动。具体来说，活动提供方必须为你的孩子安排"合理膳宿"。尽管对"合理"的定义可能会是讨论的焦点，通常是调整或提供特殊设备，但不会对学校施加过多的经济负担，且不危及其他学生的健康或安全。

学校拒绝你的孩子参与课外或健身活动吗？对残疾人法案有经验的律师可以帮助你确定学校的决定是否符合《美国残疾人法案》和其他联邦法律。

有许多国家组织和宣传团体，致力于促进残疾人士的有组织的活动。如果涉及你孩子的教育问题，翻到附录 B 部分，了解有关的联系信息和残疾人法案的信息。

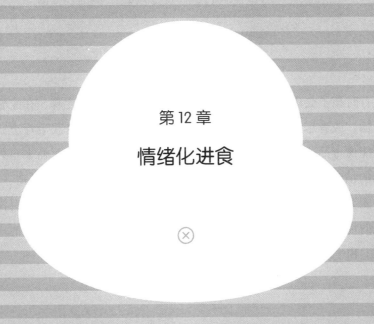

第 12 章

情绪化进食

The Everything
Parent's Guide to the Overweight Child

有时孩子会因为一些错误的原因而进食——感到无聊、在家暂时忘记烦恼，或者忘记情感上的伤害。如果食物成为一种自我治疗方式，它有可能像毒品或酒精一样具有破坏性。你的超重儿也会面临来自外界的困难的情绪障碍。来自同龄人甚至成年人的取笑可能让他沮丧、压抑，这可能会成为他健身的阻力。作为家长，你需要观察他的体重有没有影响他的情绪健康，注意那些可能的警示信号，这样他可以发展他需要的精神上和生理上的应对技能。

实际的身体形象

"爱自己"，这是你确确实实要让你孩子明白的道理。一个将自我价值与他的体形联系在一起的孩子，是对任何体重都不会真的感到满足的。但是，当流行文化传达"从小就胖是不好的"这样的信息时，它可能是一个很难与之对抗的态度。每当孩子们打开电视或阅读杂志，满眼都是一些难以置信的完美体形，这个问题就更加复杂了。

带你的孩子去看各种不同体形的身体健康的人，给他灌输正面的体形观念。教孩子赞美各种体形，也让他在生活的其他领域受益。

针对大一点的孩子和青少年，你可以与他谈论媒体，尤其是广告，是如何塑造我们对身体形象的看法。在以瘦为美、以胖为丑（他们将其视为对自我价值的判断）的美国文化中，儿童和青少年对这些重要的话题是特别敏感的。教孩子以批判的眼光去评价他在杂志和电视上看到的信息，了解市场营销和大众媒体如何塑造流行的"美"的概念。附录 B 有一些优秀的资源，用于对孩子进行媒体素养教育。

 警惕!

服装模特的平均体重低于推荐的健康的身高别体重的 20% 以上。此外，杂志封面和电视上看到的模特形象是经过数小时的化妆和发型设计，且经过电脑加工的形象。让你的孩子了解这些形象背后的现实。

健身是一种心态

对孩子强调，体重关系的不是外表，而是有一个健康的身体和强壮的感觉。他的体形不会改变他的内在价值。这可能会很难，当孩子朝着健身目标努力时，尽量不要使用电子秤来记录孩子的体重。就数字本身来说，它们也并不总是让人了解全貌。如果你的孩子正在成长，他的体重减轻或维持的现象可能会暂时停滞。比如有些天，因为睡眠糟糕或学校的一个大测试，他可能很难再多走几英里。如果他不能总是超过以前的成就，我想你也不希望孩子不必要地沮丧吧。

有些孩子是为了挑战他们个人最好的成绩，这也是事实。如果你的孩子想追踪自己的进步，让他自己主导，但你要强调，对健康来说，数字不如坚持和奉献重要。提醒自己，电子秤和计步器上的数字不是衡量成功的最终标准。相反，他努力改善身体健康和耐力，并感到骄傲才是最终标准。

用心进食

由于孩子醒着的时间越来越多地被录像、游戏、电影、电视和电脑渗透，不经思考地进食（和暴饮暴食）的机会就增加了。一边吃，一边分心地看着其他东西，意味着孩子没有将全部的心思放在吃上。他对食物的兴致不高，仅仅因为他没有注意食物，他可能经常会吃过量。吃饭不应该是一个要同时执行多个任务的事。让你的孩子养成坐在餐桌边，而不是电视机前进食的习惯，这样他就可以真正地享用食物了。

 本质

对有体重问题的人来说，电视餐是 20 世纪最糟糕的发明之一，仅次于油炸食品和自助餐。对着电视屏幕进食会分散我们的注意力，影响我们对食物的享受，使我们忽略饥饿和饱腹感的暗示，过度饮食，并且阻碍了我们享受用餐的最大好处之一——与家人交流。

告诉孩子，用心饮食的首要原则，就是问问自己是否真的饿了。孩子们经常会因为感到无聊、心烦意乱，甚至疲倦而拿零食吃。给孩子灌输这样的概念：饥饿是进食的唯一正当理由。

如果正餐和零食看起来吸引人，吃起来也会更让人享受。把饼干放在一个碗里，而不是将一盒饼干放在桌子上。如果不是野餐，跳过纸和塑料餐具。或许最重要的是和孩子坐在一起（即使你没有在吃），与孩子交流。要正规地进食，而不是把吃东西当作短暂休息。

饮食失调和超重

当父母听到"饮食失调"这句话时，他们通常会想到厌食症或贪食症，以及骨瘦如柴的形象。由于这些复杂的心理障碍，食物和体重成为某些感觉无法控制自己的人的力量来源。但是，当食物变成舒缓焦虑和情绪困扰的灵丹妙药时，饮食失调也会发生在超重的人身上。在这些情况下，你的孩子需要专业咨询，以发现问题的根源，了解处理问题的更健康的方式。

暴饮暴食

暴饮暴食的人，会在较短的时间里吃过量的食物。与暴食症（也以大吃大喝为特征）不同，暴饮暴食的人之后不会利用不当方式（如催吐、滥用泻剂、利尿剂、节食或过度剧烈运动）来清除已吃进的食物。这样，大多数暴饮暴食的人都会超重或肥胖。过度的压力或情感动荡往往是引起暴饮暴食的原因。

 事实

暴饮暴食影响高达 2% 的青少年，发病的平均年龄是 17 岁。暴饮暴食在超重的人群中更为普遍。国家精神卫生研究所报告，参加减肥计划的轻度肥胖的美国人中，15% 以上有暴饮暴食问题，病态肥胖的人中，这种问题的发生率更高。

暴饮暴食的特点是饮食不受控制。暴饮暴食的孩子会因为吃得过量而感到不适。暴饮暴食的时候，他会感觉自己完全不能停止进食。通常，暴饮暴食都是秘密行为，父母可能完全不知道是怎么回事。

暴饮暴食行为在青少年和年轻的成年人中最普遍。它也更经常发生在那些有强迫性行为史的人和那些患有抑郁症、人格障碍、创伤后应激障碍的人中。

识别症状

暴饮暴食的人，往往对暴饮暴食行为有深深的羞耻感和罪恶感，因此，如果你的孩子暴饮暴食了，他很可能会尽自己最大的努力去掩盖。以下是一些警示信号，提醒你你的孩子可能有暴饮暴食行为：

- 冰箱或储藏室里整包的食物莫名地消失；
- 孩子房间里有被藏起来的食物；
- 孩子正餐吃得不多，体重却增加了，或有其他不寻常的体重波动；
- 孩子经常半夜跑到厨房；
- 孩子倾向于快速大口地吃食物；
- 有情绪困扰的迹象，比如过度悲伤、烦躁或愤怒。

寻求帮助

为舒缓压力，许多暴饮暴食的人都把这种一时的大吃大喝当成应对机制。有效的治疗取决于开发更健康的应对策略的能力。个别心理治疗或咨询、认知—行为疗法（CBT）、团体治疗是几种常见的治疗方法。

认知—行为疗法（CBT）专注于改变暴饮暴食背后的思想和行为，而不是试图揭示心理问题的根源。扭曲的思维模式——"大吃大喝会让我感觉更好"或"我一文不值，因为我太胖了"——通过记日志和角色扮演这样的训练来揭露，治疗师和患者共同努力建立新的、更健康的思维模式。认知—行为疗法可能单独进行，也可能分组进行。团体治疗可能有助于为你的孩子提供更多的社会支持，让他意识到他并不孤独。

如果你怀疑你的孩子可能有暴饮暴食行为，尽快跟他的儿科医生或医疗保健提供者谈一谈，安排一个合格的心理健康专业人士。如果暴饮暴食发生在一个超重儿童身上，控制他们的体重问题，规范他们的饮食习惯，也是治疗疾病的一个重要组成部分。你孩子的儿科医生或医疗保健提供者可以同你和你的孩子一起，共同设计一个有效的治疗方案，来解决体重和暴饮暴食问题。

事实

> 暴饮暴食的人中，抑郁症的患病率高。不再对他们以前喜欢的活动感兴趣的孩子，变得异常悲伤或急躁的孩子也可能患有抑郁症。请阅读"战胜抑郁症：体重与抑郁症"部分，了解更多信息。

棍棒和石头

言语的确会伤人，超重的儿童是被取笑的首要目标。有体重问题的孩子常常感到孤独。他们也往往自尊感低，因此，对他们体重的取笑会让他们感觉更加痛苦。通过学校系统和其他社交网络来提高容忍度和对多样性的接受，是一个有助于解决同龄人伤害行为的办法。增加对更微妙形式的消极和评判语言的成年人的敏感性也是如此。

虽然你不能总是阻止人身攻击，但你可以通过增加他的自信，教他如何应对（或不应对）这种不间断的取笑，来更好地帮助孩子处理这个问题。你还可以探索其他的出路，在那里他可能会找到更多积极的社会经验，如童子军活动、教会青年团体和志愿者活动。

 事实

> 2003 年，一项发表在《儿科和青春期医学档案》上的关于与体重相关的取笑造成的情感影响的研究发现，7~12 年级的 4 746 名青少年中，30% 的少女和几乎 25% 的少男被同龄人取笑。因体重被取笑的青少年自尊感较低，抑郁症的发生率较高，考虑或尝试自杀的可能性要高出两至三倍。

取笑人的同龄人

如果在学校有什么问题，你的孩子可能不会主动告诉你。他可能会觉得尴尬，也可能觉得向你"哭诉"取笑他的人会让问题更糟糕。如果你的孩子似乎在生气或者感到不舒服，请和他谈一谈，问他一切是否顺利。你可能要问得直白点，"有人取笑你吗？"为了观察孩子在学校有没有可能是被取笑的对象，你可以问自己这些问题：

- 你的孩子看起来沉默或悲伤吗？
- 你的孩子逃避社交场合吗？
- 你的孩子大多时间都待在家里吗？
- 你的孩子一上学就会病倒，要待在家里，但周末却感觉良好吗？
  （如果你的孩子有这种情况，一定要带他去儿科医生那里检查）

家，对你的孩子来说应该是一个安全的地方，这里禁止残忍的嘲笑和尖酸刻薄的评论。但兄弟姐妹们也是孩子，他们并不总是看到他们行为的后果。让孩子们知道，在家里任何与体重或其他方面相关的人身攻击都是不能容忍的。

疑问

我儿子假装胃痛，所以他可以不去上学。我认为原因是他因为自己的体重而被取笑。我应该怎么做？

胃痛可能实际上是压力导致的，你的孩子可能真的感觉不适。与孩子的老师谈谈他在学校发生了什么，看看你是否能找出问题所在或找出问题在于谁，并一起解决问题。你也可以带他去看儿科医生，排除任何身体问题。孩子的医生还可以向你推荐一个顾问或儿童治疗师，可以帮助你的孩子培养适当的应对技能和压力管理技能。

当成年人的话造成伤害时

"如果你一从学校放学回家就不停地吃东西，你永远都减不了肥。"

"你肯定不需要再来一份。"

"还要一块饼干？你都快肥得过不了厨房的门了。"

"你难道不希望你在毕业典礼／毕业照／表姐婚礼上好看些吗？"

取笑，不管是有意的还是无意的，并不仅仅来自孩子。成年人说伤人的话，通常是为了激励孩子来改变他的行为。这种策略很少成功，即使成功了，给情感带来的创伤也可能严重而持久。如同任何重大的生活变化一样，只有存在内部动机，减肥才会成功。大多数孩子只有在了解了减肥会使他们更健康、更强壮时，才会高度积极地去努力达到健康的体重。"你是个失败者""你很丑""我对你很失望"这些话完全不能激励你的孩子。作为家长，你的角色是支持你的孩子为了健康的生活方式而努力，给予他他所需要的技能，并做一个好的榜样。理想情况下，孩子的老师以及他生活圈里的其他成年人也应该如此。

你会偶尔感到沮丧。看孩子受苦是父母所面临的最困难的事情。但是，当你感到心烦意乱，或者可能会做一些你不应该做的事情时，请后退一步。问问自己该如何说或做一些建设性的事情来改善这种情况。这也是一个很好的机会，来重新评估你家里有哪些地方可能阻碍你的孩子减肥，比如储藏室的饼干和薯片。你需要付诸行动，而不仅仅是嘴上说说而已。

与其说"你肯定不需要再来一份意大利面"，不如试试"这里还有一点意大利面。如果你吃完还感觉饿，你可以再吃一点"。这等于是在提醒孩子：应该只根据自己的胃来进食。更好的方式是，问他是否想要再来点西兰花和意大利面，这样，如果他真的还觉得饿，他也得到了更多的营养。

对于那些幼儿有体重问题的父母，可能很容易给孩子取一些"可爱"的称呼，如"胖仔""小猪猪"或"麻烦的小肚肚"。千万别这样做，不管这些称呼是多么亲切。昵称很快会变得惊人地根深蒂固，他们可能会塑造你的孩子看待自己的方式。

帮助孩子应对人身攻击

这是所有父母在某个时刻都不得不面临的情况——孩子哭，因为有人取笑他或有人对他说了尖酸伤人的话。你不能像曾经那样"亲吻他一下，就能让他好起来"，这点让你感到很心痛。孩子的体重可能很不幸地让他成为同龄人取笑的对象。虽然你不能用一个吻来解决问题，你可以帮助孩子培养一些策略来处理这个问题。

你可能特别想教孩子屡试不爽的回击。"是的，但我能一直减肥，你会一辈子愚蠢。"但是千万别这样做。取笑别人的孩子往往都尽力想得到被取笑的人的回应，进一步的人身攻击或侮辱只会使情形逐渐恶化。相反，你也许会建议孩子告诉取笑的人，"我不喜欢被人身攻击。""有人用那种方式跟我讲话，我一点都不喜欢。"建议孩子接下来直接走开。用这种方式他既表明了立场，也没有让他的情绪占了上风。在家跟孩子玩些角色扮演游戏，练习处理这种被取笑的场景可能会有点帮助。如果你的孩子感到不舒服，最好的回应就是忽略取笑的人。最终他们会感到无聊，然后去做别的事情。

疑问

别的孩子取笑我的女儿的体重，我应该如何处理呢？

如果你的女儿已向其他的孩子明确表示她不喜欢这种人身攻击，她也试着去忽略取笑她的人，却不管用，那你是时候介入其中了。跟孩子的老师谈谈这种情况。他可能会给你一些见解，你可以制订一个行动计划。如果老师介入后，事情也没有改善，那你该与那个孩子的父母讨论这个问题了。

要跟孩子强调，问题不在于他，而在于进行人身攻击的那个人。你的孩子也应该知道，如果取笑不停止，或不断升级，以至于他感觉自己处于危险之中，那么他完全可以将事情告诉一个成年人（这并不是去打小报告）。欺负别人往往表示那个孩子有更深层次的情感问题，所以如果问题在持续，务必提醒老师或其他学校管理人员。

尽管年幼孩子期望和需要成年人干预这个持续被取笑的情况，但是对于年长的孩子，成年人干涉这种情况的话可能会弊大于利。众所周知，青少年会因为父母而感到尴尬——即使父母只是站在那里，什么也没做。此外，如果作恶者发现你已经介入其中，试图阻止这一事态的发展，那么这种戏弄情况只会变得更糟。如果你的孩子对你要参与的想法感到羞愧，同龄朋友们的支持或专业的顾问可能是更好的选择。

寻求支持

如果人身攻击的问题普遍存在，并导致你的孩子有严重的情绪困扰，跟他的指导顾问、老师，或校长谈谈有没有可能在学校进行敏感性训练。如果教育孩子的人还没有意识到同龄人取笑和心理健康问题之间的联系，你应该让他们知道。阅读第19章，了解更多关于如何让孩子的学校更多地了解体重和健康问题。

核实一下你当地的医院、社区中心和健康保健提供者，看看有没有专门面向超重青少年的支持团体。有时候，这些可能依附于减肥计划，比如减肥中心。阅读第7章，了解更多商业减肥计划的信息。

压力管理

对于大多数成年人来说，压力是一个成熟的苦难。工作压力、家庭需求、金融压力、人际关系问题都可能导致情绪紧张，表现为心理和生理上的问题。但是对孩子来说，这不是像公园散步那么简单。考试、一个完整的课外时间表、每晚的家庭作业、和朋友争吵，以及父母的期望，对孩子来说，都是很难处理的。当其他问题，比如体重问题，给孩子的生活带来额外的摩擦时，那么他就更需要有帮助管理压力的情绪技巧了。

压力与肥胖之间的关系

压力不仅让你感觉糟糕——它也会引起或加重体重问题。下丘脑，大脑中控制食欲的部分，也是下丘脑－垂体－肾上腺轴（HPA）的组成部分。当出现紧张的情况时，下丘脑会向脑下垂体发出信号，脑下垂体会分泌一种促肾上腺皮质激素（ACTH）。促肾上腺皮质激素反过来作用于肾上腺，触发应激激素皮质醇的分泌。

皮质醇被称为应激激素，因为它向肝脏发出信号要求肝脏释放葡萄糖，葡萄糖产生的能量理论上允许处在紧张情况下的人逃避危险的源头。如果压力是暂时的、短暂的，这种工作机制很有效。但是，如果压力是长期的，下丘脑－垂体－肾上腺轴就会过载，从而产生过多的皮质醇。结果，血糖和胰岛素水平就会不断升高，导致更多的脂肪堆积在腹部。其他的身体缺陷，比如降低的免疫反应，也与长期压力有关。

你的孩子有压力吗?

许多儿童有压力的迹象，比如花更多的时间独自一人、易怒、失眠，这同儿童抑郁症的迹象是一样的。事实上，这两者可能是共同存在的。儿童感到压力时的身体表现可能包括头疼、胃疼、尿床以及其他睡眠障碍，如做噩梦。

孩子的年龄越小，他可能越难清晰地表达出自己的感受，这就是为什么孩子有压力时，往往要么退缩，要么付诸行动。孩子在压力下可能养成吮吸手指的安慰习惯，他们也可能会变得非常粘人，不愿意与父母分离。处在压力下的年长的孩子通常也会情绪波动，表现出不适当的愤怒或悲伤。压力可能会让任何年龄的孩子烦躁、无法静坐、无法放松，因为他们沉浸在制造压力的问题之中。

缓解压力

很多时候孩子经历压力是因为他们认为你对他们有很高的期望。有时候他们的这些看法是事实——父母确实设立了一些不切实际的目标，吓到了孩子。因为一旦体重和减肥问题沦为一个数字游戏，父母很容易就会变成那样。父母看体重图表和统计图形，选择自己孩子的平均水平，并开始不断催着他们去达到那个目标。他们不会去考虑每个孩子的独特环境、体质、活动水平以及孩子的病史。

下面有一些方法，在孩子进行体重控制时，可以帮助孩子减压：

- **收藏电子称**。不要逼孩子每周都称一下体重。让他的身心健康成为衡量他的健身计划进展的标准。如果你必须拿出电子秤让他量，一个月只能称一次。
- **不要管得太细**。让你的孩子做出自己的选择，只要这些选择不会危及他的安全。这意味着在餐厅的时候让他自己点单，他每次回家，也不用向你汇报他在外的用餐情况。
- **不要过多预订**。课外活动是很好，但你的孩子也需要时间休息和放松。
- **强调要努力**。认可他的努力，即使最后的结果并不总是他或你所想要的。
- **教他们技能**。练习新技能，如放松练习、引导联想、瑜伽，可以帮助儿童和成人缓解压力。
- **倾听**。孩子看起来难过时，问问他感觉如何，并认真倾听他的回复。无论哪个问题对你来说是多么微不足道，永远都不要小看他的情绪。

为了降低孩子的压力水平，提升他的自我价值观，你可以做的最重要的事情之一，就是向你的孩子保证你无条件地爱他，不管他体重如何，体育成绩如何。

战胜抑郁症：体重和抑郁症

大量研究发现，无论在儿童还是成人中，肥胖和抑郁症之间都有联系。儿童因体重问题受到社会排斥和嘲笑当然会产生问题，但研究还指出，肥胖和抑郁症两者可能有共同的生理原因。许多患抑郁症的成年人和儿童都使应激激素皮质醇的水平升高，这也可以导致体重增加。

 警惕!

> 杜克大学 2003 年的一项研究发现，长期超重的儿童有更高的风险患抑郁症和对立违抗性障碍，对立违抗性障碍的特点是对成人和权威人士存在敌意、不服从。研究中，超重的男孩比超重的女孩抑郁症的发病率更高。

体重和抑郁症有共生关系。疲劳、对活动缺乏兴趣、因抑郁症而暴饮暴食会导致体重增加，而体重增加又进一步加深抑郁症。以下迹象表明你的孩子可能患有抑郁症：

- 悲伤和 / 或情绪急躁
- 对他曾经喜欢的活动缺乏兴趣或乐趣
- 失眠或睡眠过多
- 说一些感到无用或内疚的话，例如"我什么都做不好。""我太胖了，是我的错。"
- 独自一人的时间或反社会行为增多
- 难以集中注意力和记住事情

- 胃口和/或体重发生变化
- 有死亡的想法或对死亡关注，比如幻想自杀或持久的死亡主题的想象游戏

由于这些症状，孩子在学校成绩下降，这通常可能是表明孩子有抑郁症的早期迹象。如果你的孩子正在一直经历其中的一些症状，立即带他去看他的儿科医生，并请他推荐合格的儿科精神卫生保健提供者。

得到帮助

一旦孩子开始达到一个健康的体重，他的抑郁症状很可能没有经过其他治疗就消失了。但是，因为抑郁症会阻碍孩子的健身努力，尽早治疗是很重要的。对于儿童和青少年抑郁症，有几种治疗方案，包括心理疗法和药物疗法等。

在认知—行为疗法（CBT）中，孩子们被教导要认识到造成他们抑郁的错误的思维模式，并改变他们的行为以更有效地应对。治疗师使用策略，比如社交技巧训练、自信心训练、放松练习和引导联想，以及认知重组来培养孩子的应对技能。治疗师也可能建议采用家庭治疗来解决妨碍孩子减肥计划的潜在家庭问题，比如兄弟姐妹的取笑，祖父母总是说服孩子吃不合适的食物等。

选择性血清再吸收抑制剂（SSRIs）这类抗抑郁药物也被研究用于治疗儿童和青少年抑郁症。一剂选择性血清再吸收抑制剂、氟西汀（百忧解），已被证明能减少抑郁症状，且比其他抗抑郁药物副作用小。然而，研究还不足以确定抗抑郁药物长期用于治疗儿童抑郁症的安全性。出于这个原因，抗抑郁药物通常是在其他非药物治疗都不管用的情况下才用于治疗儿童抑郁症的。

运动和情绪调节

运动可以有效而方便地，且临床证明可以自然地调节情绪。定期运动还可以让你的孩子有成就感，提升他的自尊，从而改善他的情绪。不幸的是，当你的孩子情绪低落时，很可能他最不想做的事情就是运动。你可以通过以下几种激励方式来帮助他。首先，参加运动。如果你打算一起做点什么，他更有可能遵循你的计划。确保你选择他感兴趣的东西，要慢慢来——即使只是出去走走，也总比什么都不做好。你们第一次计划时，活动结束后给他一个除食物以外的奖励。随着时间的推移，你的孩子从运动中得到的身心的提升可能已经足以激励他坚持下去了。

 本质

> 如果你的孩子由于尴尬避免与同伴一起运动，那么在校外弥补校内没有进行的运动是很重要的。有许多其他的健身项目是不需要观众的——徒步旅行、骑自行车、划船（如赛艇、皮划艇或独木舟），以及举重训练。和孩子一起探索可选择的项目，让他开始在健身方面展开新的冒险。

很多超重儿童倾向于减少参与体育课和体育运动，以避免被取笑，避免这种让他们感觉可能是一种耻辱的情形。这导致了一个恶性循环——缺乏更多的运动和导致进一步的体重问题。

继续让全家参与定期散步和其他健身活动，以及鼓励孩子追求独立的运动。运动是缓解压力和调节心情的极好方式。

第 13 章

同甘共苦：建立良好的
人际关系

The Everything
Parent's Guide to the Overweight Child

随着孩子渐渐长大，同龄人做什么、穿什么、说什么，以及对他的看法变得越来越重要。不管是好是坏，这也对他如何看待自己起了一定的作用。父母可以参与培养那些提供积极支持的健康的关系，而不是摧毁孩子的自我形象。当同龄人之间的交往带来不稳定或造成伤害（这是每个孩子的生活中都会不可避免地遇到的情况）时，你可以确保你的孩子具有他需要的应对技能和优势来适当地处理这样的问题。

童年时期的友谊

来自家人的爱和支持是伟大的，但父母和兄弟姐妹不能成为孩子社会圈的全部。对待与你的孩子可以一起玩、聊天，以及一起作乐的同龄人，要与他们形成良好的人际关系，这对孩子的情感健康和情绪发展是很重要的。然而，有体重问题的孩子经常面临同龄人的歧视和偏见。尤其是当孩子进入青春期更是如此，外表问题和健身变得非常重要。

如果你的孩子的生活中已经有了各种各样的积极的、互惠互利的友谊，那很好。尽你所能去鼓励这些关系。对于你不赞成的那些关系，你该怎么办呢？不要管你是什么感受，让你的孩子自主选择自己的朋友，并且这些朋友来到家里，你也要去欢迎他们。以平静和无偏见的方式表达你对孩子的关心，比禁止这种关系更有用。

如果你的孩子因为体重问题被取笑，他的一个朋友便开始逃避他，或对他说些伤人的话，那么，请尽量使你的孩子专注于他生活中的更积极的人际关系。对于大一点的孩子，你也许可以指出，这个人可能不是一个真正的朋友。和孩子谈谈如何结交一段好的友谊。告诉他，真正的朋友在乎的是一个人的内在，他们会用自己的言行来证明这种心意。

人气竞赛

即使是一个适应能力很强的孩子，他的青春期也可能很艰难。学校的情况则更为苛刻。青春期的激素冲击带来生理和心理变化。同龄人的看法几乎变得最为重要。

 事实

> 全国青少年健康纵向研究（NLSAH）发现，青春期的"肥胖烙印"也会影响那些有超重朋友的正常体重的青少年。与那些只交正常体重的同龄人做朋友的青少年相比，这些青少年比较不受欢迎，并且朋友更少。

大半个世纪以来，美国文化再三强调了这样的信息：瘦是令人满意的，是有吸引力的，而胖则是丑陋的。肥胖被认为是缺点，是缺乏自控和自律的表现，或简单地被认为是暴饮暴食的证据。是的，过多的脂肪是不健康的。癌症也是不健康的，但大多数青少年永远不会排斥一个患有白血病孩子，然而，他们往往想都不想，就称呼一个超重的孩子为"胖子"，或是将他排除在派对或聚会之外。

这个问题究竟有多糟糕？全国青少年健康纵向研究（NLSAH）调查了90000多个13~18岁的儿童后发现，超重的青少年比正常体重的同龄人更容易被社会孤立。当被问及他们的朋友是谁，平均体重的青少年不太可能会提到体重超重的青少年，即使这些超重青少年会提到他们。然而，超重的青少年与正常体重的同龄人列出的朋友数量大约相同，这就表明超重青少年高估了他们的友谊，也说明正常体重同龄人并不承认他们之间的友谊。

这其中也能发现一些好的方面。研究还发现，只要超重的儿童不与社会太过隔离，更多地参与课外或社区活动，而不是避免与他人接触，那么他们将会更好地适应社会，有更多的朋友。让你的孩子相信他的能力，参与他喜欢的活动，这只是为了让自己开心，并不是为了向别人证明什么。他只需做他自己，他可以打破那些关于"胖孩子"的讹传，并向那些可能抱有先入为主观念的同龄人证明他们是错误的。

发展一个同龄人的支持小组

学校内有很多的选择，可以找到真正的、支持自己的朋友。教会青年团体和社区组织也是一些好地方，供你的孩子结交一些积极的新朋友。当这些组织也推动了他可以参加的志愿工作和社区行动时，另一大好处就是让你的孩子提高他的自尊。

那些难以与同龄人进行社会性交往，或者只是想找一个友好的倾听者的孩子，可能会受益于一个针对超重儿童或青少年的支持项目。以医院或诊所为中心的健身和体重控制项目往往会提供某种形式的团体治疗和支持性会话。一个专门关注你孩子的年龄组的支持小组，可能有助于帮助他与能理解他的同龄人发展新的友谊。

如果你的孩子被欺负

与平均体重的孩子相比，超重的孩子更有可能被欺负或被取笑。被欺负和被取笑的孩子也更可能存在饮食失调问题，并长期受到情绪问题的折磨。一些研究已经表明，戏弄行为进一步降低了久坐不动的孩子的活动水平。在体育运动或其他活动中，与没有被取笑的孩子相比，因为体重而被取笑的孩子比较不喜欢体育活动，并且更倾向于不活动。

 事实

> 欺凌行为不仅仅是人身攻击和身体威胁。还有一些微妙形式的欺凌，比如散布孩子的谣言，或进行破坏孩子信心的负面评论——"你真的不擅长垒球，难道不是吗？"其他常见的欺凌形式包括故意不让孩子参与团体活动和对话。确保你的孩子意识到这种行为也是不可接受的，并与他一起想出一个适当的策略来处理这种情况。

明尼苏达大学 2003 年对 4 746 名中学的青少年进行了研究，研究发现那些因为体重被取笑的青少年对自己身体的满意度较低，自尊感较低，抑郁症的发病率高。他们也有更频繁的自杀企图与自杀意念（或自杀的想法）。被多人取笑比被一个人取笑，会带来更多的情感问题。同样的研究还发现，因为体重而经历频繁的戏弄的超重儿童中，29% 的女孩和 18% 的男孩有暴饮暴食行为。

显然，取笑行为对超重的孩子有显著的负面影响，如果他们试图转向一个更健康的生活方式，这是他们要克服的另一个障碍。对所有孩子来说，教室应该都是一个安全的、有教养的、没有威胁的环境。虽然你可以采取措施帮助孩子培养应对策略，但是，如果孩子在学校的问题持续存或似乎很普遍，那就要与学校管理人员谈谈能否开始敏感性训练、对欺凌行为进行研讨。敏感性训练应该集中于孩子身上的多样性——包括文化、宗教、生理和心理能力，以及外表方面等——而不仅仅是集中在体重问题上，因为这可能会使你的孩子感觉更受侮辱。

让孩子找到自己的方式

尽管看着自己的孩子遭受同龄人的言语伤害是很痛苦的，但是大一点的孩子需要学会自己处理这种被取笑的问题。承认孩子的感情的有效性，同时也让他知道，真正重要的是他对待别人的方式，以及他通过自己的思想、言语和行动——而不是他的体重和外表来证明他自己。参与讨论取笑者的真正动机。帮助他理解，当孩子们取笑别人时，往往是因为他们对自我价值缺乏安全感，认为自己可以通过取笑贬低别人来重新获得自我。确保你的孩子认识到减肥不会为他们赢得友谊，或者至少不会赢得真正重要的友谊。当然，你应该赞同他目前进行的任何减肥和健身的努力，但是不要暗示他减肥是阻止嘲弄或确保受欢迎的唯一途径。

讨论积极的方式来处理这个问题。如果忽略它只会让这种行为不断升级，那么解决的方法可能是正面面对取笑者（用强有力的并且积极的言语）。采取角色扮演或尝试其他方法。

也许你还记得你自己儿时经历的欺凌行为或持续被取笑的事情。即使你没有受到太多的嘲笑，大多数父母至少也能跟孩子叙述一两个这类故事。让你的孩子知道你也曾经历过这样的事，并让他了解他的这种经历。跟他讲一个你经历过的类似的情况，不管是你孩童时期还是成人时期经历的，并且告诉他你的感觉以及你是如何处理这个情况的。如果你当时的方法不是很积极，与孩子谈谈为什么不积极，你如何做会让事情处理得更好。

 警惕！

> 睁大眼睛，看看这种嘲弄行为有没有影响你孩子的情绪。孩子突然胃痛发作，请求向学校请假待在家里，喜怒无常，以及其他不寻常的行为都表明你需要介入进来，跟孩子的老师、指导顾问，或校长谈一谈。

知道何时介入进去

对于如何处理欺凌事件，年幼孩子的情感和认知有限。如果你的孩子在学校被嘲笑或者被欺负，告诉他，首先要叫作恶者停止这种行为，然后自己走开。如果这样的事情还在持续，你应该鼓励他将这个问题告诉成人。不管你的孩子年龄多大，你应该告诉他，一旦在被欺负的情况下感到自己受到了人身威胁，他就要去向成人求助。要大方、诚实地表达你对孩子的关心，并且让他知道你在他身边，随时都会帮助他，不会让他感到尴尬或让他受到进一步的嘲弄。如果你的大孩子强烈反对你介入，和他谈谈你们两可以采取哪些他能接受的措施，比如让他参与同龄人支持小组。

健身营地和计划

夏天有三个月的暑假，可以远离学校，也意味着孩子有许多机会做出积极的改变，也有许多机会遭受严重的挫败。有些家长认为这是一个完美的机会，可以让孩子在一个结构化的环境——健身或减肥训练营里真正专心于健康计划。

大多数健身或减肥训练营都是寄宿制的，或要外出住宿一两晚的，并且不接受年幼孩子的参与。参与寄宿制夏令营，通常最低年龄是七八岁，尽管根据设备的不同政策也会有所变化。还有男女同游的夏令营项目、针对不同性别的夏令营项目，以及按年龄划分的夏令营项目。

 本质

留心那些承诺会让你的孩子显著减肥的训练营项目。短短几周就能过度瘦身很可能会给孩子带来危害。那种只关注体重数量的减肥计划不会让你的孩子真正明白，健康关注的是自己的感受，吃得好、定期锻炼是要持续一生的，而不只是一个夏天的任务。

寄宿制健身或减肥训练营适合你的孩子吗？如果你的孩子曾经参加

了夏令营并且很享受这样的经历，一个高品质的健身训练营项目可能正是他所需要的，能够帮助他迈向通往健康之路。对于年幼的孩子和没去过训练营或者去过却不喜欢训练营的孩子来说，效果可能不太明确。看看它的利弊，并跟孩子谈一谈一些可能的计划，这样也许可以帮你做出决定。

健身训练营的利弊

一个好的儿童健身训练营的首要目标应该是提供一个安全的和支持性的环境，帮助做出积极的生活方式的改变。这应该包括让孩子掌握做出改变所需要的技能，有营养教育、食物分量教育、健身技能的指导和对心理问题，如冲动性进食或无意识进食的了解。

你要留心那些授权常规的称体重行为、设置高度限制的菜单以及进行前后照片对比的训练营。这些都表明他们看重的是体重数字，而不是对孩子的健康做出持久的改变。

即使是最好的和最被强烈推荐的训练营也有优点和缺陷。优点如下：

- **没有派系**。你的孩子所见到的训练营里的其他人也是新人，所以也就不存在那些在家里或在其他常规训练营里可能存在的社交障碍了。
- **共同的目标**。训练营里的人都有一个共同的目标，对别人正在经历的事情也会感到同情。
- **没有诱惑**。每个人都分享营养均衡、健康的饮食，身边没有巧克力夹心饼干、奥利奥饼干等诱惑人的食品。
- **趣味活动**。任何形式的营地通常都没有电视和视频游戏，相反，让孩子参与各种各样的户外活动。这是一个极好的地方，可以让你的孩子在这种没有威胁的环境中选择许多新的运动。

缺点如下：

- **费用**。健身和减肥训练营都不便宜。
- **不切实际的期望**。承诺会有显著减肥效果的训练营可能会令人失望，甚至可能危及你孩子的健康。
- **分离焦虑**。如果你的孩子参加远离家的寄宿制训练营，他同其他健身孩子所建立起来的大部分友谊也会随着夏季训练营的结束而不得不结束。
- **虚拟的现实**。没有适当地专注于技能训练，以及在充满诱惑的"现实世界"如何正确地饮食和锻炼，那么孩子离开了训练营的环境之后，很容易回到旧的习惯上。

如何选择训练营

训练营应该为潜在的训练营者和他们的父母提供一个开放的场所或接受预订的探视。这将给你和孩子提供机会来见工作人员，探视场地，了解训练营项目，以及询问有关训练营主管或顾问的问题。

如果你致力于将孩子送往训练营，并且出于时间或财务方面的考虑，你的附近没有设施供你提前进行实地访问，你可以同主管或某个特别了解工作人员的人进行电话会谈。训练营还应该能够提前给你发送营销材料（包括场地的照片和所提供项目的说明书），这样，你就可以在家进行了解并准备好你的问题。

 本质

告诉训练营你正在考虑备案。他们应该能够为你提供那些过去曾将孩子送来这里的父母的名字和电话号码，当然这些父母要愿意与想将孩子送去训练营的父母进行经验交流。

最好选择经美国夏令营协会（ACA）认证的训练营。这意味着该训练营满足美国夏令营协会在卫生和健康、网站和食品服务、运输、人力资源、运营和训练营计划领域建立的 300 条健康和安全标准。然而，你要记住，美国夏令营协会认证与训练营计划的健康要素无关，比如孩子的菜单，或任何除了对水上计划的安全性的具体要求以外的训练指导。

除了检查是否有美国夏令营协会（ACA）认证，你最好还要与训练营所在的州和 / 或当地卫生局沟通，了解他们最后的检验日期以及该训练营有没有什么明显的违规行为。

选择训练营时，还需要了解以下事情：

- **学员与顾问的低搭配率**。美国夏令营协会（ACA）的建议与年龄有关，针对 7~8 岁的训练营学员，6 个学员配 1 个顾问，针对 15~19 岁的学员，12 个学员配一个顾问。
- **父母的参与**。一个值得花时间的健身和 / 或减肥训练营计划包含针对父母和孩子的某种程度的教育，无论是以特殊的周末活动形式、开放日活动形式还是以小组会议形式。
- **专业指导**。训练营的工作人员中有注册营养师（RD）吗？指导健身计划的工作人员在其领域（例如运动生理学家、私人教练和健身教练）是经过认证的吗？有医疗主管人员吗？有咨询师吗？
- **员工保留率高**。如果辅导员每年都会重回岗位，他们更可能有奉献精神，对你的孩子也更热情。
- **尽职尽责的辅导员**。辅导员中有没有人是以前的训练营学员？训练营在招聘辅导员时，需要什么性格特征的？
- **明确的政策和手续**。训练营的规则要黑白分明，这样你和孩子知道会有什么样的要求。紧急情况、意外事故和疾病类的手续也应该就位。最好也了解一下纪律政策。
- **主管的经验和参与**。由经验丰富的主管 / 所有者每天都参与经营的训练营，胜过对训练营的成功与否没有既得利益的人经营的连锁式训练营。问问训练营的主管，对于孩子的健康以及训练营在促进健康方面的作用有什么整体的看法。

- **积极的健身理念。**你要关心的主要方面是，你希望孩子的训练营关注孩子的健康和幸福感，这点是最重要的。重点不应该是迅速减掉体重，而是针对食品和活动方面，提升健康的基本方法。

训练营结束后的维持

孩子从训练营返回后会发生什么呢？变得更健康？也许更瘦？对生活的变化充满热情？针对这个过渡时期，你的处理方式将对他能否取得长期的效果产生巨大的影响。

许多训练营提供某种形式的后续项目，比如周末培训、定期的支持会议、后续电话或电子邮件支持，或定期的时事通讯。如果有这些后续项目，好好利用一下。确保孩子回到家里后吃的都是健康的食物，并有足够的锻炼机会。当然，除非家里的其他人愿意参与进来，和他一起付诸行动，否则你不能指望他坚持健身计划。

 本质

尽管孩子从训练营回来后，你无法控制孩子不在家时取得的巩固效果，但是你可以确保你的家人和朋友更多地赞美他，因为他对锻炼开始感兴趣，进行正确的饮食，并且比他看上去要吃得少。"你真的变得擅长游泳！""你学会了做这样健康的食谱，真是太棒了！"这样的赞美等于承认他付出的劳动，提升了他的自尊。

自尊和积极的自我形象

超重的孩子通常都有自尊问题，特别是如果他们是被取笑的对象或校园暴力的受害者。我得再重申一次，健身计划是要确保孩子的生理和心理健康的，不是为了追求漂亮或受欢迎。将健康的生活方式习惯融入孩子的日常生活中，这应该比体重数字更重要。过度重视减肥，只会传递这样的信息：减肥是孩子生活中最重要的方面，并且将孩子的个人价值与他的体形联系在一起了。

你很难去对抗多年以来有关脂肪和肥胖的文化的负面影响。即使有最好的、最支持的父母努力相伴，孩子有时也会抱有负面的自我形象。如果你和孩子似乎没有取得进展，他可能会感到沮丧、泄气，或者担心他的健身努力和他的日常生活，那么一个合格的治疗师或者顾问的帮助可能是极其有用的。

治疗师可以帮忙的情况

对于孩子的自尊问题，认知—行为疗法（CBT）可能是有帮助的。治疗师将与你的孩子一起揭露那些错误的或非理性的思维模式（称为无意识思想），这是自我形象感觉不好的根源。这一过程被称为有效性测试，要求孩子用事实和逻辑去捍卫这些无意识思想，从而来揭露这些思想。

例如，治疗师可能会让一个将自我价值感与体重联系在一起的孩子列 个清单，看看他有哪些擅长的事情，比如弹钢琴或数学成绩优秀。然后治疗师可能会叫他再列出他所认识的苗条的同龄人，以及他们似乎擅长和不擅长的事情。有可能在你的孩子擅长的一些领域里，他的同龄人比不上他，反之亦然。这些事实证明，他确实是有价值的，并且这个价值与他的体形是没关系的。所有的孩子都有不同的优点和缺点，但这并不会减少你的孩子作为一个人的价值。

认知—行为疗法（CBT）还致力于改变行为模式，这样你的孩子就有可供使用的更好的应对策略。如果他以前每次被同龄人取笑后，都会去翻冰箱找食物，治疗师可能会提供一些你的孩子可以做出的不同反应，两人也可能对这个情形进行角色扮演。认知—行为疗法（CBT）的其他常见手法包括日常日志和认知预演，在认知预演中，孩子从心理上对如何处理被取笑情况进行预演，以至于当这种情况发生时，他就会自动做出反应。

 疑问

> **我如何能为我的孩子找到一个好的治疗师？**
>
> 儿童治疗师可能是精神病学家、心理学家，或有执照的社会工作者。寻找有执照的，并且在治疗儿童方面受过特定的培训和教育的医生。请孩子的儿科医生推荐是良好的第一步。治疗师应该愿意与你通过电话或办公室咨询，简短地与你交流来回答你的问题，向你解说他们的治疗方法。这也是一个机会，让你感受到，针对孩子的需求和个性，个人疗法有多合适。

除了认知—行为疗法，个人疗法可能也关注技能学习或个人见解的其他方面。治疗师可能会教孩子压力管理或放松技巧来应付焦虑。他可能也同年幼的孩子进行游戏，来发现困扰你的孩子的问题，并让你的孩子用更容易的方式来表达自己的想法。

家庭治疗

有时孩子的个人治疗师或者顾问可能建议进行几次家庭治疗的会谈。这个方式可以确保每个家庭成员都理解孩子的需要，并共同努力来支持他。如果家庭成员之间不和谐，存在分歧，并且干扰了孩子对减肥做出的努力，家庭治疗可能也有用。有时一个中立的第三方的作用是极大的，他可以提出一些坦诚的观点，对如何改善兄弟姐妹之间，父母和孩子之间的关系提出一些建设性的意见。

为了使家庭治疗起到最佳效果，每个家庭成员都必须参与会谈，起码最低的次数要达到，并且尝试一下顾问提出的建议，不管这些建议是什么。确保在第一次会议开始之前就做出这样的承诺——有可能至少有一位家庭成员会不同意顾问的观点。

需要崇拜对象

许多孩子并不生活在一个传统的双亲家庭里，有时候这可能会导致他们没有得到足够的支持来建立健康和体重的目标，或朝着这个目标努力。还有一些情况，孩子们可能有家人足够的支持，但是当他们在学校必须决定如何处理他们的空闲时间以及如何处理社会问题时，他们可能仍然觉得无所适从。

 事实

> 5~18岁的美国孩子中，有超过200 000人参加了大兄弟姐妹计划（BBBS）。研究发现，这些孩子（在大兄弟姐妹计划中，他们被称作"小不点"）在学校表现得更好，有更多的自信。他们来自各种社会经济背景和家庭结构。成为"小不点"的唯一的资格要求是，孩子的监护人相信孩子能够从其他成年人的支持中受益。大兄弟姐妹计划既包含校园辅导项目，也包含社区辅导项目。

对于需从年长孩子或成人那里得到一些额外的注意的孩子来说，导师项目可能正是他需要的。很多项目是以学校为基础的，将孩子与年长孩子或成人配对进行一对一活动、比赛和辅导的定期例会。这些项目可能会形成终生的友谊，它们也可能会给你孩子的健身目标带来额外的支持。孩子的自我价值观也会得到提升，因为他们觉得"大孩子"或成年人愿意抽出时间陪伴他。

如果学区有导师计划，你认为孩子能够从中受益，那就考虑让孩子参与吧。为你的孩子寻找导师时，你可以建议协调员给孩子配一个积极活跃的导师，并且此人在健康的生活方式方面也是一个好榜样。

年长孩子作为导师

如果那些年长孩子自愿申请加入导师计划，这种孩子对孩子的导师计划往往效果最佳，所以这些年长孩子必须是选择性地加入而不是被强制性地加入。项目主管或主导教师也应该对孩子们进行审查，并根据你孩子的需求和性格以及导师的需求和性格，找出适合你孩子的最佳拍档。

除了提供一个榜样，帮助建立一段积极的友谊，在学校有一个年长孩子作为导师，可能有助于你的孩子更好地应付校园里的事情。如果孩子在学校里遇到了任何欺凌事件，操场上的年长孩子导师往往只需出场，就能够帮忙缓和这种紧张局势。（然而，如果情况恶化了，或者孩子继续被欺负，这种情况仍然应该通知成年人）

成年人作为导师

对于单亲家庭的孩子，或由监护人、祖父母，或亲戚抚养的孩子，有一个成年人导师这样的朋友会是一个非常有益的经历。在孩子人生中，导师是另一个可信赖的、关心他的成年人，孩子可以向他寻求指导和支持。有些导师也会指导孩子，与孩子一起解决学术问题。如果学校不提供成年人导师计划，与美国大兄弟姐妹组织联系（可以在线登录 www.bbbsa.org，也可拨打 215-567-7000），让你的孩子参与你所在地区的导师计划。

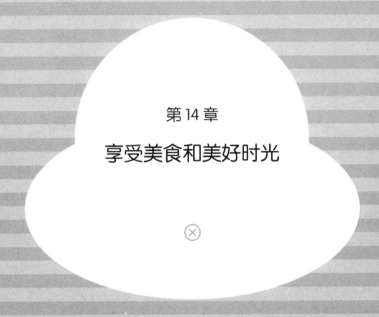

第 14 章

享受美食和美好时光

The Everything
Parent's Guide to the Overweight Child

聚会、度假、野餐、玩乐日——与朋友和家人一起庆祝的日子是你的孩子会一直珍惜到成年的宝贵记忆。食物是文化和传统的一种表达，同样地，它也明显地被包含在这些活动之中。不过，当你的孩子想到家庭聚会或朋友的生日聚会时，他脑海中呈现的是聚会上的食物呢，还是聚会上的乐趣呢？通常都是后者。但是有时候，成年人总有办法使这种特殊场合变成一次尽兴吃的自助餐。庆祝友谊和传统，你的孩子将能够专注于真正重要的事——享受美好的时光。

让享受美好时光成为焦点

为孩子们准备的特别活动经常以点心和糖果为中心。不管是生日聚会、家庭聚会或节日，对于有体重问题的孩子来说，尽情享受可能是一件困难的事。强调友谊、家庭和这些活动的乐趣是很重要的，提供健康的零食选择也是很重要的。

记住，在庆祝节日的场合禁止任何一个特定的食物都不是解决问题的方法。除非你的孩子有食物过敏，否则拒绝他吃他身边所有人正在吃的某个食物，只会让他受挫，并且使被禁的食物更具有诱惑力。更好的方法是限制食物的分量大小，或让孩子从菜单上的几个高热量的甜点中选择一个。

首先，强调一下，聚会是享受与朋友在一起的时光，参加游戏和进行愉悦的谈话，庆祝文化传统和家庭传统的场合。食物当然可以是其中的一部分，但它不应该是这种场合的焦点，也不应该主导孩子的注意力。

应对假期

度过假期需要灵活性、创造性思维和决心。在特殊的日子里你很难拒绝孩子吃特别的食品，特别是在那些食品扮演重要角色的节日。重新考虑一下节日的菜单，保持风味的同时削减脂肪对每个人都有利，所以不要害怕尝试推出新品种的经典食物。

传统菜肴通常可以用更健康的方式烹饪。例如，逾越节家宴上的鸡蛋和高胆固醇的食物，像面食和未发酵面包球，可以通过使用蛋的代替品或只用蛋白来制作。在制作感恩节火鸡时，可以通过用烧烤架烧烤的方式，并在制作肉汁之前将脂肪分离出来，来降低火鸡中的脂肪含量（如果你敢的话，可以直接撇开肉汁）。

 本质

> 阻止祖父母和其他亲戚在复活节、万圣节等节日给孩子糖果。一个柔软的毛绒兔子或一本恐怖故事书也是极好的节日礼品，不要将额外的诱惑摆在孩子面前。

一起享受假期的关键是确保当天不会将规则全部丢掉。如果你允许或鼓励孩子放纵一次，那么庆祝活动结束后，孩子将会更难回到正轨。要把保持健康的饮食和活动摆在首位，但是允许孩子适量地沉浸在节日的款待之中。让你的孩子知道，当主人或其他客人给他再添加一份时，他是可以拒绝的。不饿的时候，拒绝亲戚友善地递过来的食物，他不需要觉得不礼貌或感到内疚，这点很重要。

如果你是主办者

举办一个节日聚会尤其跌宕起伏。你可以控制孩子的菜单选项，并确保他不会过分食用不当的食物。但是，你也面临着难缠的任务，满足你的客人对你所烹饪的食物的期望。

有时候，节日和客人的性质将决定或限制你的菜单选项。如果你祖母的祖母做的软糖蛋糕是你的家庭里一个长期的圣诞节的传统，抛弃它可能不是一个明智的选择。然而，您可以额外提供一些更健康的甜点，这样你的孩子可以享受更多的选择。下面还有一些技巧，有助于帮助你的孩子顺利度过那些节日：

- **零食策略**。如果你提供开胃菜或其他餐前点心，确保你准备了一些营养丰富的食品，如天然蔬菜和低脂蘸酱，来减轻孩子的饥饿感。这样更丰盛的食物上来之前，孩子已没有那么饥饿了。
- **不要一次性供应**。为了避免孩子偷偷吃，不要到处都放一盘盘的圣诞饼干和糖果。一盘吃完可以再续的食物就可以满足你的全部需要了。
- **集中供应**。出于同样的原因，将所有食物都集中放在自助餐位置。
- **提供备选**。如果你的菜单必须达到以往的节日标准，确保用水果沙拉来代替水果蛋糕，用蒸蔬菜来代替蜜汁番薯。
- **快速清理**。一旦最后一个用餐者用完餐，要立刻将食物撤除，以防止有人时不时地过来继续吃。

由你来主办节日聚会，你也有机会创建适合你自己的一些新的健康的传统。将一些你认为孩子会喜欢的活跃元素添加到你的庆祝活动中。唱圣诞颂歌可能是一个好方法，可以让孩子和成年人离开沙发，出来活动。其他的用来消化大餐的主题活动还有复活节寻找彩蛋和滚彩蛋游戏，晚上散步去观看节日灯展，在社区进行独立日游行，感恩节的夺旗橄榄球游戏等。

疑问

> **如果我在圣诞节限制四岁的孩子吃甜点，我是不是太过严厉了？**
>
> 所有的孩子——尤其是那些学龄前孩子——在学习和成长的过程中需要有界限，这样他们才有安全感。因为是圣诞节，所以你允许孩子在甜点桌上暴饮暴食，这样做不是在奖励他，而是在他所了解的你和他的世界里制造混乱和矛盾。忽略那些试图让你感觉像一个坏父母的亲戚，坚持你自己的原则。

在外过节怎么办

对于那些与家人和朋友一起度过的节假日，采取一些预防措施会使得这样的节假日既有趣，又适合你的孩子。节假日的早晨，确保他吃一顿健康且营养均衡的早餐。如果有一餐没吃，一旦你们到了聚会的地方，肯定会食用过多不当的食物。如果那个节假日的用餐是自助餐风格的，为你那12岁或12岁以下的孩子装好一盘食物，这样你可以确保他吃适当的食物。提供孩子喜欢的低脂肪、富含营养的食物，这样你就可以确保菜单上有他可以尽情享用的食物了。

万圣节：独具一格

在那些帮助你的超重孩子度过的艰难的节假日中，万圣节，作为唯一的致力于收集大量的糖果的节日，可谓是领先群雄。不要禁止"不给糖就捣乱"的游戏，也不要没收孩子的战利品。你一定要为这个节日和它的战利品设定一些指南，并提供孩子一些其他的方法来愉快地度过这个夜晚。

你要想办法让万圣节的糖果成为万圣节乐趣中的一个很小的方面。如果你的社区或当地的基督教青年会在这个夜晚会为儿童提供一个万圣节派对，那么你们花半个小时去挨家收集糖果，然后你就开车带着孩子去参加这个计划好的派对。在你所在的区域找不到任何幽灵般的乐趣吗？那就建立自己的闹鬼地下室，或者邀请孩子的朋友来参加化装比赛和咬苹果游戏。

设定指南

在孩子玩"不给糖就捣乱"的游戏时，先选定几个邻居或朋友，让孩子去他们那收集糖果，这样可以阻止大量糖果的涌入。要监督那些不需要父母陪伴就可以玩"不给糖就捣乱"的游戏的大孩子，这可能要难一点。在这样的情况下，你可以给孩子设定一个挨家挨户敲门的最后期限，宵禁后再邀请孩子的朋友回到家里来继续玩乐。

 本质

大多数孩子在万圣节这天收集的糖果都远远超过他们可以（或应该）吃的量。这是"越多越好"这种心态在作祟，但是对于一个超重孩子来说，这很可能不是最健康的心态。限制"不给糖就捣蛋"的游戏的时间，如果你的孩子以前从来没玩过，看看他是否有兴趣当个给前来的客人开门的人。与其收集糖果，他可能更喜欢给孩子分发糖果，因为他可以看到所有的服装，发出适宜的令人毛骨悚然的声音，享受给予而不是收获的感觉。

当然，你应该一直检查孩子收集来的糖果，看看有没有包装被打开的，或者未包装的食品，以确保安全。这是一个好时机，你可以仔细检查一下那些零食，将孩子不喜欢的或不在乎的零食拿出来。将糖果放在厨房里，而不是放在卧室里，以减少诱惑。将糖果存储在高柜或架子上，这样孩子们眼不见，心不烦。你是唯一可以从那里拿零食的人，每次给孩子少分一些。

这个标准要针对你所有的孩子，而不仅仅是有体重问题的孩子。在其他糖果丰富的节日，例如情人节和复活节，这样的标准也同样可以采用。

 本质

> 你想把大量的糖果藏起来，让孩子眼不见心不烦吗？举办一场万圣节交换活动，孩子可以用糖果交换小玩具、贴纸、书或者其他非食用的物品。将万圣节的糖果拿到房子外面去，以避免进一步的诱惑。如果你不能将这些糖果送给合适的人，最好的行动就是直接扔掉。

提供替代品

别忘了万圣节也是关于万圣节服装和进行吓人的有乐趣的节日。为了限制"不给糖就捣乱"的游戏和防止孩子过分地吃糖果，为孩子举办万圣节派对吧。简短地完成"不给糖就捣蛋"的游戏，然后进行南瓜雕塑、讲鬼故事、服装比赛、咬苹果游戏，以及其他怪异的游戏。让孩子们和他们的朋友在地下室或车库装饰自己的鬼屋。要么，如果你真的很勇敢，让你的孩子参加睡衣派对，熬过子夜。

一旦太阳下山，年龄较小的孩子们可能会被这个节日恐怖的一面所吓到，他们一个晚上只是挨家挨户收集糖果，可能就完全满足了。让他们在家穿一天的万圣节服装（如果学校许可，就穿到学校去），并享受一些家庭的万圣节化装、工艺品和南瓜绘画或雕刻的活动。如果他们确实喜欢"不给糖就捣乱"的游戏，好好利用他们所收集的糖果的方法是，将其中的很大一部分储存起来，用于几个月后装饰圣诞节。既然它们是用来摆饰，而不是用来食用的，就不用管它们到时候是否新鲜了。

电影狂热

对于试图控制体重，选择健康营养的食物的孩子和成年人来说，电影院都是一个危险的地方。专心看电影的时候，很容易吃过量；因为你吃零食的时候，注意力在其他的地方。桶装的大份爆米花真是能够供一群人吃了，而且还配有杯装的苏打水，另外还有盒装的糖果。

 事实

> 一大桶爆米花（20 杯）是用椰子油制作的，椰子油的热量高达 1640 卡路里，脂肪总量有 126 克，其中 73 克为饱和脂肪。吃一勺盐（许多连锁店已经让你吃下去了），你会摄入 2400 毫克的钠。再加一份超大杯（64 盎司）的苏打水，你又会摄入 53 克糖，这样，你所摄入的热量总数达到 2440 卡，而这只不过是一餐零食。

1994 年，美国公共利益科学中心（CSPI）高调批评了电影院爆米花中所含的脂肪和钠。公共利益科学中心在 6 个国家审查了 12 家连锁影院，购买爆米花样品，并将它们发送给一个独立的实验室进行营养分析。调查结果表明，大多数影院是使用椰子油（高饱和脂肪）或部分氢化菜籽起酥油（含反式脂肪酸）来制作爆米花的。分量大，而且饱和脂肪的含量简直是天文数字。

近十年后重新审视这一问题，美国公共利益科学中心发现电影特许经营行业的变化不是很大。大多数连锁影院仍使用椰子油或部分氢化菜籽油来制作爆米花。然而，他们调查的两个地区连锁已转向使用不经氢化的菜籽油和葵花油，为前来观影的顾客迈出了健康的一步。

你如何弄清楚孩子的爆米花袋子里有些什么？第一步最好是问问经

理，这个步骤你可以提前通过电话联系来做到。你也可以打听一下黄油浇汁（通常更多的是油，而不是黄油），询问一下钠的含量（往往很高）。如果你得到的信息都不佳，那就自己从家带纯空气爆米花吧。

避免暴饮暴食的策略

永远不要让你的孩子空腹去看电影。看电影之前让他吃点东西，这样他就不会忍不住去小吃店猛吃。如果你不太了解电影院提供的产品，就从家里带一些零食去。独立包装的葡萄干或其他干果、什锦干果仁、纯空气爆米花或者是用健康的植物油或葵花油制作的爆米花，都是一些用来垫垫肚子的很好的小点心。如果你自带零食，你也为你的钱袋子省下了不少钱。

如果你确实购买了电影院的爆米花，避开黄油和盐，将包装袋或包装盒拆开，这样你的孩子就不会忍不住吃两倍或三倍的量。同样的方法也适用于工业化的糖果。

被认可的小吃店

一些影院提供更好的零食选择，如果你知道去哪里寻找的话。大剧场综合中心已经开始添加美食广场，有沙拉、三明治、汤，和其他可能的健康食物。即使你当地的电影院只有小吃店，在必要时你仍然可以找到一两个合适的食品。这里有几点建议：

- **软式椒盐卷饼**。虽然钠含量可能偏高，但这是一个更好的可选择的小吃店食品之一。只要确保避开液体奶酪（通常富含饱和脂肪）。
- **瓶装水或果汁**。能解渴，且不含糖。如果你选择后者，要选择100%的果汁。
- **无糖汽水**。就热量和糖的含量而言，饮用人工加甜的汽水比普通汽水更好。

- **选择淡味的糖果。** 如果你的孩子喜欢吃甜食，试试果仁混合或包裹上巧克力的葡萄干，这样还能得到一些营养。无脂糖果吃起来耗时间，如甘草糖或黏性糖，可能更令孩子满意。只要记住适量就行。

如果你在小吃店买零食，不要因追加销售而购买额外的量。经营者往往将爆米花、糖果和饮料配成价值包。除非你买给几个人吃，否则这样的食物组合最好不要买——你的孩子最终会吃更多的营养价值受到质疑的食物。经过训练的员工会提醒你，"只要再增加 50 美分"，你可以升级到更大尺寸包装的爆米花。记住，不要买超过你的孩子能够吃或应该吃的量。健康成本太大。

有趣的"食物想法"

你如何让健康的食物吸引对其不感兴趣的或挑剔的食客？在某种程度上来说，一切都在于演示。将一碗草莓和香蕉片恰好放在一个 7 岁的孩子面前。然后给他一杯用塑料椰子壳杯装的草莓香蕉奶昔，上面放上纸伞。猜猜他会选择哪一个。

派对主题有时会使你的工作更容易一些。如果你的孩子特别喜欢马，那么什锦干果仁、燕麦片、苹果和胡萝卜沙拉，以及马蹄形的水果条都很有意思。搭配体操或瑜伽？试试软式椒盐卷饼，并选择好配料浇汁。发挥你的想象力，根据你的派对的需要来调整这些食物偏好。

记住，你不必耗尽资源来激起孩子的兴趣，也不需要成为一名专业的派对策划人。在菜单里注入一些新鲜血液，以及孩子食用的健康剂量，你就会很快激起他的兴趣。

美味的派对食物

孩子们喜欢创造自己的烹饪杰作，所以让制作派对食物的事情成为一场亲子互动。提供一些富有想象力且营养的配料，让孩子用全麦皮塔面包或英式松饼亲自制作自己的比萨。针对孩子的另一个最爱——软塔可，也可以使用同样的策略。对于年长的一群人，你亲自用一些中意的水果以及更多独特的选择，比如猕猴桃、芒果来制作冰沙，可能会大受欢迎。

 警惕！

> 对于主菜的芝士火锅，用低钠肉汤替代传统的沸油（可以飞溅并给食物添加不必要的脂肪），烹饪薄片肉、家禽、海鲜、蔬菜块。在煮沸的肉汤里浸泡一两分钟即可，但是在吃之前，要检查肉类和家禽肉熟的程度，以避免食源性疾病。

芝士火锅是孩子不能抗拒的另一个有趣的食物，名字就很特别。孩子们可以参与进来，使用自己的手，而且在篝火上烹饪也是极其有趣的。以芝士火锅为主菜，放在餐桌上煮，可以添加任何类型的肉、海鲜或切成块的蔬菜。提供多种蘸酱，以添加主菜火锅的风味。芝士火锅蘸酱也很美味；使用低脂奶酪制作火锅，并选择全麦面包来蘸着吃。

为了搭配生日蛋糕，让孩子启动一台老式的冰激凌机，自己制作低脂肪的冷冻酸奶或冰糕。自制的雪锥也是一个有趣的、很酷的零食。使用各种无糖糖浆或100%果汁调味。

可携带的零食

是源自太空计划吗？几乎所有你曾经用勺子吃的东西，如今都是管状或条状。管状的酸奶、花生酱和苹果酱，可能是健康且能填饱肚子的零食，还有某些谷物棒也是不错的选择。它们还有被打包成单份的优势，那么你的孩子就能意识到他吃了多少。不利的一面是，额外的包装通常意味着这些产品成本更高，但通常提供通用版本，这样可以使价格差没那么让人揪心。

这些都是完美的零食选择，既乐趣，又无须餐具，可以在沙滩派对或野餐时吃。不管出于什么原因，孩子们似乎更喜欢将食物挤进嘴里，而不是使用老式的用勺吃的方法。如果你的孩子对于某些健康食物的态度是要么接受要么放弃，试试改变一下食物的形式看看能否激起他的兴趣。始终先检查营养成分标签——这些产品中有些含有很多添加糖。

食物和社会活动的替代品

如果你的孩子参加的社交活动的焦点是食物，是时候改变一下策略了。每月一两个晚上用来观看视频吃比萨是没有问题的，但是，如果一周有三次这样，那你就有事干了。将周五晚上去冰淇淋商店改为打迷你高尔夫或滑旱冰。攀岩、滑冰、游泳、滑板、骑自行车——有很多有趣和积极的选择供你的孩子去探索。

即使你的孩子不喜欢运动，更喜欢读一本好书而不是打篮球，鼓励他选择一些除看电视、看电影、玩电子游戏之外的活动也很重要。当你盯着屏幕玩时，不管是和朋友在一起，还是独自一人，你都很容易盲目地吃。去玩一次卡丁车，或玩一下午水上滑梯，尽管不会燃烧很多热量，但是一种让孩子玩得愉快的方式，孩子可以和朋友一起，也可以不和朋友一起，或是全家出去享受新鲜的空气和阳光。

事实

> 不喜欢体育的孩子经常发现，非竞争性的运动，像空手道和其他武术，都是结交新朋友和健身的好方法。训练营——和它所涉及的远足、游泳、划船、钓鱼活动——是让孩子动起来，并对户外活动产生兴趣的一个有趣的方法。

选择滑冰而不是冰淇淋

以食物为奖励——几乎每个父母都在某个时刻做过这样的事情。为了让孩子配合足够长的时间来完成超市购物，谁没有给过小孩饼干的承诺？或者承诺只要他取得好成绩，就带他去他最喜欢的冰淇淋店。当然，让你的孩子知道你欣赏他的努力，或是为他的成就感到骄傲，确实是很重要的。但是，他真正想要的是你的爱和关注，所以为什么不选择更好的奖励——和他一起享受他最喜欢的活动呢？下一次孩子做了让你印象深刻的事时，让他选择他想要的任何一对一的活动吧。首先计划野餐或家庭共进午餐，这样可以避免在外吃饭时的食物陷阱，然后去远足、滑冰、打保龄球、骑自行车，或者其他符合他心意的事情。

健身搅拌机

让你的孩子活动起来的一个极佳的方式是将健身融入他的社交生活中。结构化的学习班和团队运动是一种方法，但它们可能并不适合每个人。大多数孩子喜欢运动和户外玩，但超重儿童对于与同伴一起参加一些健身活动会感到害羞或不自在。除此之外，过于剧烈的运动对任何体重超重的人来说，都可能存在身体上的困难，并让他感到不舒服。给孩子充足的机会在体育和活动中进行社交，他的体重不会使他却步。力量训练或举重是一个不错的选择。参与这个活动之前，你的孩子应该遵循一定的安全指导方针——阅读第11章了解更多信息。打保龄球也是让孩子运动起来的另一个活动，而且它没有体重的限制。高尔夫球（不坐车）也会让你的孩子走出去，动起来。

培养自我控制能力

你不可能亲临孩子参加的每一次派对、学校活动和社交活动。即使你就在旁边，你的孩子也需要了解如何选择自己的食物。你如何确保他（大多数时间）都做出正确的选择？

首先，确保你的孩子在健康食品选择方面受过良好教育。孩子可以而且应该和你一起拜访注册营养师，更多地了解哪些食物是最佳的选择。即使是最小的孩子，他也可以了解食物金字塔，以及什么食物使他的身体健康和强壮。

禁止某些食物会让你的孩子在生日聚会或其他特殊场合感到不舒服、有压力。他不想在同龄人中感觉显眼，派对的目的是让他玩得开心，而不是让他因为盘子里的食物而感到苦恼。所以不要说："别吃蛋糕！"而是建议他吃小份的蛋糕，让他品尝一下他最爱的食物。要始终鼓励你的孩子根据自己的食量进食。在第二次去取食物之前，建议他休息10到15分钟，以等待他的身体发出信号，看肚子是否吃饱了。如果你的孩子还很小，你很可能会带着他参加任何派对，且当零食和糖果上来时，你能够提供现场指导。但是年龄较大的孩子应该始终有自主权，可以做出自己的选择。也有这样的可能，由于被玩乐、朋友以及其他有趣的事情分散了精力，他们会花最少的时间吃东西。

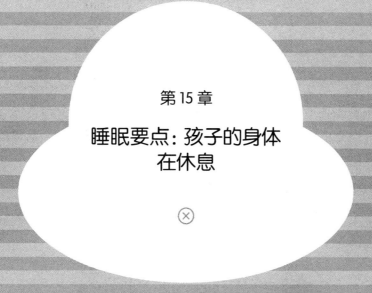

第 15 章

睡眠要点: 孩子的身体
在休息

$\otimes$

The Everything
Parent's Guide to the Overweight Child

从孩子的角度看，这个世界上有太多事要做，太多的东西要看，但是，醒着的时间太少，实在腾不出时间。难怪她每晚睡觉时都拖延。但孩子们需要充足的睡眠来保持生理和心理健康，虽然随着他们成长，睡眠时长以及上床睡觉的时间会变化。长期睡眠不足会导致疾病、意外伤害、行为问题，以及造成学习困难和难以清晰思维。它还会导致体重增加。所以从字面意义上说，打盹儿是失败的关键。

睡眠卫生

睡眠卫生可以维护良好的睡眠习惯，确保孩子健康和幸福。你的孩子需要多少睡眠呢？美国国家睡眠基金会建议18个月至三岁的孩子每晚需要的睡眠时间为12~14小时。随着年龄的增长，需要的睡眠时间会不断减少。3~5岁的孩子需要的睡眠时间为11~13小时，5~12岁的孩子需要9~11小时。一旦你的孩子到了青春期，他每晚平均需要9小时15分钟的睡眠。

为了确保你的孩子满足他需要的休息，确保他有宁静的夜晚睡眠环境。一个安静的、舒适的和凉爽的卧室是很重要的。确定且始终如一的睡觉和起床时间也是很重要的。

本质

> 婴儿、幼儿和学龄前儿童需要小睡以得到充足的睡眠。大多数孩子在 18 个月左右会从两个小睡变成一个长午觉。3 岁的时候，92% 的儿童仍然每天要睡一个午觉。到了 4 岁时，该数字下降至 57%，5 岁时，下降至 27%。

确保良好的睡眠习惯

不管你的孩子的年龄多大，你都可以遵循一些基本的原则去尝试，以确保他夜间好眠。从他第一次彻夜睡开始，你应该努力建立规律的睡觉时间和一个标准的睡前习惯。当然这个习惯会随着时间而变化，你的 16 岁的孩子可能不会欣赏一个睡前故事，但是基本宗旨——让孩子放松，让他从白天的活动中释放出来进入放松的睡眠状态——保持不变。

睡前放松的时间从半小时开始，然后延长至一个小时。看电视、玩电子游戏，以及充满活力的身体活动都应该停止，你的孩子应该将精力转移到诸如阅读或安静的活动上。如果他请求吃点零食，确保它不含任何咖啡因，而且要清淡。乳制品通常是不错的选择，因为它们含有天然氨基酸色氨酸，有利于促进睡眠。洗澡有时也是使孩子睡前放松的一个很好的方法。刷牙、清洗，以及使用浴室，都可以是一些预示着孩子睡眠时间即将来临的惯例。

最后，试着让孩子的睡眠时间和起床时间始终如一。周末睡到中午可能会打乱他的生物钟，到了工作日会很难回到正轨。然而，如果他在本周由于大事件失去了一些睡眠时间，可以的话，让他额外补睡几个小时。

昼夜节律

昼夜节律——又称生物钟、生理钟，或昼夜循环——管理孩子的睡眠周期。它们是一个生理上的睡眠和觉醒模式，以 24 小时为周期变动，适应外界环境的昼夜变化。当你的孩子再三很晚上床睡觉，或出于其他原因难以入睡，他可能无意中重置了他的昼夜节律，很难回到适当的睡眠时间表了。

如果你的孩子有入睡问题，或者他白天过度嗜睡，与呼吸暂停（在"睡眠呼吸暂停和儿童肥胖"部分有所描述）无关，他的昼夜节律可能停止运转，需要重置。不要试图通过早早送他上床来解决这个问题。调节你的孩子早上醒来的时间，对于纠正昼夜节律紊乱是最重要的因素。在一个固定的时间叫醒他，即使他前一天晚上睡得晚，在他醒后，让他在明亮的灯光下待大约四十五分钟（不管是太阳光还是人造光），给他的身体发出信号，来重置他的生物钟。

孩子，体重和睡眠问题

孩子的体重问题可能对他能否睡个好觉有影响。还有一些临床证据证明，缺乏适当的睡眠可能导致体重增加，这可能会让你的孩子陷入无尽的无眠之夜 / 体重增加的恶性循环。睡眠不足与胰岛素抵抗增加有关，这是 2 型糖尿病的风险因素和症状。

一个疲惫的孩子自然对锻炼不感兴趣，也缺乏锻炼的精力。疲劳会影响认知功能，损害你的孩子对食物和其他与健康相关的选择做出清醒的决定的能力。超重儿童也有阻塞性睡眠呼吸暂停的危险，这种情况会令其夜间呼吸紊乱，并导致断断续续的或破碎的睡眠。

 警惕！

尽管在早晨或下午锻炼被认为能促进睡眠，但太接近睡前时间的锻炼则会干扰孩子入睡的能力。睡前 4 个小时避免剧烈的有氧活动。促进放松锻炼，比如某些形式的瑜伽，在睡前进行是没问题的。

睡眠阶段

根据睡眠深度和脑波模式的不同，有五个睡眠阶段。第一阶段是睡眠的开始，昏昏欲睡的感觉就是这个阶段，为最初的五到十分钟，迷迷糊糊地睡去。第二阶段开始正式睡眠，属于浅睡阶段，此时心率和脑波频率变缓。第三、四阶段是沉睡阶段（也叫慢波睡眠），不易被叫醒，脑波是 δ 波，呈现变化缓慢的曲线。第五阶段被称为快速眼动睡眠（简称REMs）的睡眠阶段，是做梦发生的阶段。

在一个睡眠期间，睡眠阶段会循环几次。睡眠前四个阶段通常持续九十分钟到两个小时，每个阶段持续 5 到 15 分钟。然后从第一个快速眼动睡眠开始，它只持续很短的时间（约 10 分钟）。然后这个循环往复，快速眼动睡眠时间逐渐变得更长，直到醒来之前大约一个小时为止。

孩子的睡眠周期缩短，或反复在夜间醒来，没有得到足够的深度睡眠或快速眼动睡眠，可能在学习、集中注意力、情绪波动和记忆方面有问题。长期睡眠不足也会使他们面临患心脏病的更大风险。

更多家庭作业

如果你的孩子似乎难以获得充足的睡眠，你可以在一个星期的一段时间内，用睡眠日记来追踪他的睡眠习惯。你可以让他将信息添加到他的健身日志里，这也会让你看到他睡眠模式是怎样影响他的饮食和锻炼的，反之亦然。信息包括就寝时间和起床时间，孩子醒后的感觉（是疲倦和烦躁，还是精神焕发？），他能想起的夜间觉醒的次数，他白天的情绪和性格。在他的房间打开磁带录音机，或使用婴儿监视器可以帮助你发现他有没有打鼾行为，这可能是睡眠呼吸暂停的一个标志。

睡眠呼吸暂停和儿童肥胖

阻塞性睡眠呼吸暂停是一种睡眠障碍，睡眠时由于呼吸道阻塞导致周期性无法呼吸。呼吸道经常被肿大的扁桃体阻塞。体重超重的成年人也经常发生这种症状，由于睡眠期间支撑多余脂肪的肌肉松弛，导致多余的脂肪阻塞气道。不幸的是，超重的孩子也可能会睡眠呼吸暂停。与成人相比，它可能会使儿童更衰弱，因为年轻人需要更多睡眠来保证身体功能正常运转。

 事实

> 呼吸道不完全被阻塞时，会发生阻塞性呼吸不足，呼吸道明显收窄，导致气流减少 30%~50%，也会使睡眠的人醒过来。同阻塞性呼吸暂停一样，它可能会引起体重问题，应该适当地加以治疗以恢复正常的睡眠习惯。

阻塞性睡眠呼吸暂停的特点是，由于呼吸道受阻，呼吸周期性地失调。这种失调性的暂停在整个夜间都会发生，睡眠者每次醒来，直到呼吸恢复。结果是，整夜睡眠糟糕，由于长期睡眠不足，身体问题、情绪问题和认知问题也随之而来。

睡眠呼吸暂停的症状可能包括以下方面：

- 夜间打鼾和张口呼吸
- 夜间呼吸暂停
- 夜间睡眠不安宁
- 夜间出汗和／或尿床
- 梦魇或夜惊

- 早晨起床困难

- 白天嗜睡

- 白天难以精神集中

- 白天有多动症和行为问题

 事实

> 睡眠呼吸暂停实际上有三种类型——阻塞性、中枢性和混合型。只有阻塞性睡眠呼吸暂行可能是由体重问题导致的。中枢性睡眠呼吸暂停是呼吸中枢神经功能障碍导致的一种罕见的神经系统问题，呼吸中枢神经不能正常传达呼吸的指令引致睡眠呼吸机能失调。混合型睡眠呼吸暂停是前两者的结合。

在睡眠诊所或家里进行监测设备的睡眠研究（称为多导睡眠图）可以确定你的孩子是否患有阻塞性睡眠呼吸暂停。在某些情况下，建议做手术切除扁桃体和／或腺状肿大。为了使你的孩子在睡眠时保持气道开放，医生也可能会开处方使用一个名叫持续气道正压通气（C-PAP）的呼吸机。如果你的医生认为呼吸暂停与体重相关，让你的孩子开始健身计划，将体重降到健康水平，这样能解决这个症状。

压力、焦虑和睡眠障碍

当你的孩子躺在床上没有睡意的时候，他的思绪会不会不断跳跃，且令人狂躁，无法静下心来？皮质醇，一种伴随慢性压力的压力激素，会加剧失眠。如果你的孩子因为体重相关的问题或生活的其他方面而焦虑或沮丧，以此产生的压力可能导致他彻夜难眠。慢性压力和因此而升高的皮质醇水平也会增加食欲，又导致体重增加。无论是因为在学校受到戏弄，还是因为担心即将到来的考试，为了解决孩子的睡眠困难，确定压力产生的原因是非常重要的。如果这是他无法控制的事情，你可能会尝试一些压力管理的解决方案，详细信息见第12 章。

睡眠不足的代价

美国国家睡眠基金会估计，睡眠不足导致美国商业每年生产力损失约 180 亿美元。疲劳驾驶而造成的事故每年带来的生产力损失和财产损失达 125 亿美元。对于孩子来说，代价可能更高——学习机会错失，学习成绩下降，以及患与睡眠相关的疾病。

认知障碍

每个父母都知道因为睡眠不足而产生的头晕的感觉。无论你是通宵熬夜、照顾挑剔的婴儿，还是过了宵禁时间，还在等待你那外出未归的十多岁的孩子，你都能感受到晚上睡眠不足会让你一整天不在状态。你孩子的状态可能更岌岌可危。他的大脑还在发育，而且他白天在学校面临着新的学习任务和学习机会。如果他由于疲劳无法集中精力，清晰思考，他将错过这些机会。

临床研究已把睡眠不足同记忆力不佳，难以理解上下文意思和抽象概念，心理和生理反应迟钝，以及行为和情绪的改变，如易怒、过度活跃和沮丧等联系起来。与成绩好的中学生相比，成绩不好的中学生也往往睡得更少，且睡眠模式更不规则。

事实

> 美国国家睡眠基金会调查的青少年学生中，有超过四分之一的青少年学生报告说他们每晚睡 6.5 小时甚至更少——远远低于推荐的 9.25 小时。加剧这一问题的是，青春期到来后，青少年褪黑素释放的时间自然会发生改变，而褪黑素释放是他们睡眠周期开始的信号。他们的就寝时间自然会延迟，然而，他们仍然需要在同一时间起床上学，他们仍然需要相同数量的睡眠来保证身体机能正常运行。

身体的代价

长期睡眠不足还会影响孩子的身体以及他的思想。它促进胰岛素抵抗（与 2 型糖尿病相关），能够削弱他的免疫系统，使他更容易受到感染。它也会影响激素水平。瘦素的分泌有助于调节体内脂肪和食物摄取，它是与昼夜节律同步的。缺乏睡眠会降低循环瘦素水平，而低瘦素水平与体重增加和 2 型糖尿病有关。

驾驶时昏昏欲睡

美国国家公路交通安全管理局（NHTSA）将每年至少 100 000 的交通事故归因于司机睡眠不足。青少年以及 16~29 岁的年轻人，尤其是男性，卷入疲劳驾驶事故的风险最高。被诊断有睡眠呼吸暂停综合征的也会增加风险。父母应该像教育孩子不要酒后驾车一样，警告孩子开车打盹的危险。

睡眠不足造成的延迟反应时间也同样危险，甚至比在酒精影响的状态下开车更危险。皇后大学 2001 年的一项研究发现，保持 18.5 和 21 小时清醒的受试者的开车违规和事故，分别与睡眠充足，但血液酒精浓度为 0.05% 和 0.08% 的受试者是相同的。

吃好，睡个好觉

孩子在睡前吃零食可能会让他保持清醒，也可能会有助于他进入梦乡。就寝前吃特别多的，营养丰富或辣的食物可能会让你的孩子难以入眠。事实上，在上床前一小时内吃东西可能会干扰睡眠，所以如果你的孩子想睡前吃零食，让他比宵禁时间提前 90 分钟吃。

 本质

> 碳水化合物、钙和色氨酸食物结合，会加快血液传输到大脑。睡前避免吃高蛋白、低碳水化合物的点心，因为它会加速大脑功能运作而不是使它慢下来。一些好的促进睡眠的睡前零食有：半个花生酱全麦三明治和一杯牛奶，热的或冷的全麦谷物加牛奶，或者牛奶蘸魔鬼蛋。

罗马大学的一项研究证明，另一个类似的血清素前体，氨基酸 5- 羟基色氨酸，能有效解决夜惊儿童的睡眠困难。

补充睡眠

临床研究将某些维生素缺乏同睡眠问题联系起来。他们还发现特定的维生素和矿物质补充剂有助于促进睡眠。这里有一些常见的维生素和矿物质，可以影响人体睡眠的能力：

- **维生素 B1(硫胺素)**。在对硫胺素缺乏的成年人进行的研究中发现，补充维生素 B1 减少疲劳，改善睡眠。
- **维生素 B12**。肉、鱼、鸡蛋、乳制品和强化谷物中含有维生素 B12。维生素 B12 对调节昼夜节律有影响，可能有助于调整孩子的睡眠周期。

- **镁**。缺镁与一些睡眠障碍有关。补充镁能促进睡眠。镁含量高的食物包括菠菜和其他深绿色蔬菜、坚果、大豆、谷物和种子。

 警惕！

> 如果你的孩子有睡眠问题，看看他从食物和饮料（如苏打水、茶和巧克力饮料）中摄入的咖啡因的量。美国国家睡眠基金会建议，儿童和成人每天摄入的咖啡因都不应超过250毫克，以避免睡眠问题。晚餐后尽量避免摄入任何咖啡因，这样就不会在靠近就寝时间摄入咖啡因了。

褪黑素既不是维生素，也不是矿物质。它是一种激素，可以在柜台以补充剂的形式购买，它能促进睡眠。由松果体分泌的褪黑激素有助于调节孩子的睡眠周期。尽管关于补充剂的儿科研究仍然稀少，但补充剂似乎对儿童有用，而且几乎没有副作用。

给孩子补充维生素一定要先咨询他的儿科医生。如果医生怀疑孩子得了维生素缺乏症，做一个简单的血液测试通常就可以证实或排除诊断。

改善睡眠环境

孩子的卧室是他个人的避难所，他在自己的卧室里玩玩具，招待朋友，读书，写下他的想法和梦想，当然，还有睡觉。有时候，一旦太阳下山，就将这样一个多用途的房间变成一个宁静的睡眠和放松的环境是不容易的。

从基本的做起——好的床上用品，适当的照明和安静的氛围。然后控制那些可能会在就寝时间前导致不必要的刺激的环境因素。年幼的孩子不需要在他们的房间里看电视，播放 DVD，玩视频游戏，以免他们睡觉时分心。对于大孩子，不给他的房间里放电脑可能是不切实际的，因为他可能会用来处理学习上的事，但是你可以对电脑的使用做一些限制。你也可以坚持要求，在就寝前至少提前一两个小时关闭所有电子产品。如果广播或 CD 播放器是用来播放舒缓音乐或白噪声，那则是可以的。

卧室的基本要素

从舒适的床和床垫开始。如果你的孩子很大，你仍然让他睡在婴儿床上，那么现在是时候给他买个大孩子睡的床了。如果你的孩子睡的床垫是从三个年长的兄弟姐妹那传递下来的，你最好给他换一个了。寻找那种稳固且有支撑力的床垫和弹簧组盒。带上你的孩子去购买，让他通过在店里试用来选择合适的。让他自己挑一套柔软的床单，选择他喜欢的颜色，这样睡觉对他更有吸引力。

在一个太暖和的房间入睡很难，所以确保孩子的房间夏季足够通风。一个好的经验法则是，舒适的睡眠温度为 60~65 华氏度。如果不选择空调，考虑装一台吊扇。吊扇也可以产生白噪声，可能有助于使孩子平静下来，进入睡眠状态。

要让房间光线足够暗，尤其是夏天，因为夏天白天更长。使用遮光的窗帘和百叶窗可能会有帮助。不要让你的孩子开灯睡觉，但是，如果他怕黑，允许他开一个小夜灯。

沉闷的声音

关上孩子的卧室门，如果他抗议说房间太暗，给他一个小夜灯。如果他是躺在那里听大人们在家里聊天，那他将更难入睡了。一个能产生白噪声的机器或 CD 可能有助于屏蔽外面的交通声或因房子隔音不好而传进来的环境声。如果噪声仍然是一个问题，大一些的孩子可能会尝试用耳塞。

对于有些孩子，以低音量播放一些令人放松的背景音乐来哄他们睡觉可能更好。播放录制的环境声也对许多孩子有用。你可以找到这些磁带或 CD，播放森林里的声音（鸟叫声、微风中树叶的沙沙声），或小溪和河流的流水声，雨声，以及海浪声。

所以你已经为你的孩子创造了一个良好的睡眠环境，排除了刺激的活动和剧烈运动，并在睡前避免他摄入一些不该吃的食物和咖啡因。如果你的孩子仍然有入睡困难，你应该带他去看儿科医生，以排除任何造成睡眠障碍的病因。

第 16 章

孩子失误怎么办

The Everything
Parent's Guide to the Overweight Child

实现健康的体重和健康的生活方式的路并不总是顺利的。你的孩子偶尔会陷入旧的习惯，做出不佳的饮食选择，或是将下午的锻炼时间用来看卡通频道，这是完全正常的，甚至是意料之中的。最重要的是防止这种失误成为习惯。你可以避免这个，前提是你要确保孩子了解是什么原因导致他做出了不健康的选择，你要帮助他继续努力，不要产生内疚感或其他情绪反应，因为这些情绪反应可能麻痹他的动机和自我价值感。

暴食行为和触发动机

你的孩子正选择并食用健康的食物，享受与家人一起定期锻炼身体，甚至独自开展运动或健身计划。突然，看似毫无征兆的，他失去了自控力。某个星期六的晚上，他窝在沙发里吃掉了一整袋饼干和一碗热奶油冰淇淋。

暴食行为，或者说饮食过量的行为，很少会莫名其妙地发生。它们往往是由情感因素或环境因素触发的，如某个活动或人际交往造成的一时放纵。通常，这种触发的原因是很容易找出来并加以解决的——祖母带来巧克力蛋糕，坚持要求每个人都尝一块，或者孩子放学后玩新出的电子游戏，同时吃着零食（不停地吃啊吃）。在这些情况下，做一些小小的改变（例如吃完零食和做完作业后玩游戏，告诉奶奶带水果沙拉）就能很容易地解决，并预防下次发生同样的事。

情绪化进食是一个比较难以打破的习惯。某个周六的晚上孩子暴食，很可能是因为孩子和朋友，其他家人或他生活中的其他人发生了什么事。如果痛苦、恐惧或焦虑导致你的孩子通过吃东西来寻求安慰，那么他需要认清这之间的联系，并寻找新的更健康的途径来应对这些问题了。

 本质

> 不要过于保护你的孩子，不要因为担心他在健身方面失误，而对他进行不必要的限制。吃一口芝士蛋糕或一两片土豆片算不上放纵。只要这些嗜好是适度的，并且孩子积极致力于选择健康和均衡的食物，你应该允许他偶尔过一下瘾。

不良情绪：愤怒、恐惧和抑郁

还记得你第一次教孩子如何安全地过马路吗？那个久经考验的"停下、眼看、耳听"——过马路前，在拐弯的地方停下来、看看两边有没有车、听一听有没有来往车辆的声音——的方法迅速成为一种根深蒂固的习惯。情绪化进食可以以同样的方式来识别和控制：

- **停下**。你的孩子不应该不假思索地吃。教他停一会儿，看看当时的情况。
- **眼看**。你的孩子应该从自身出发，看看周围发生的事情，来找到他吃东西的原因。如果他不是因为饿，而是因为别的原因吃东西，那就是情绪化进食。
- **耳听**。告诉你的孩子聆听自己的心，即使内心是痛苦的。不要通过吃东西来压抑自己的情感，让情感显露出来。
- **领会**。增加的这个第四步也是这个过程中最难的一部分，在这一步，孩子会需要最多的帮助。如果他任由痛苦的情绪支配着他，转向食物寻求安慰，那么他会受伤的——停下来，培养一些处理愤怒、恐惧、抑郁和其他不良情绪的技能，这可能在开始的时候似乎是个比较困难的选择，但是，从长远看，对你的孩子来说，它会是最有效且最健康的方式。

认清问题

羞愧和内疚会阻止你的孩子与你分享他的问题。有些孩子害怕让爸爸妈妈失望。其他一些孩子只是想忘掉曾发生的暴食行为，然后继续前进，如果他们了解了问题最初发生时的原因，并能采取措施阻止它再次发生，那当然很好。但是，即使是青少年也可能缺乏内省能力，如不认清暴食行为的原因并适当地处理这种行为，情况非但不会改善，还会进一步恶化。

以下这些线索可能表明你的孩子重新回到旧的行为习惯上了：

- 食物下落不明，或在房子里发现隐藏起来的空食品包装袋、包装盒。
- 孩子在进行健身计划时体重却增加了。
- 孩子喜怒无常、易怒、焦虑，或悲伤。
- 你注意到一些打退堂鼓的迹象，孩子花更多的时间独处。

当然，弄清孩子有没有从健身马车上摔下来的最佳方法还是直接指出来，并问他。提前让他知道，你只想要帮助他而不是来评价他。

 警惕！

如果你认为你的孩子经常暴食，他有可能患有暴食症（BED）。患有暴食症的孩子需要立即接受合格的心理卫生保健专家的治疗。关于暴食症的诊断和治疗，第12章有更详细的内容。

失误之后怎么办

你要做的第一件事是安慰孩子。确保他明白你并不是对他失望，而是担心他的健康。不要因为孩子在健身方面犯错就惩罚或训斥孩子。那样不仅适得其反，而且还可能极大地伤害孩子的自尊。把重点放在如何有效地帮助他处理这种失误并继续他的健身计划。

不管你的孩子是稍有放纵（放学后吃了一整袋饼干），还是犯了一个大错（一周 5 天的午餐都是快餐），你都要帮助他以长远的眼光去看问题。关键不在于一时的失误，而是他从中学习到，如果将来遇到这种不当进食的诱因，他要如何处理。

支持他

跟着孩子走，以决定支持他的最佳方法。大点的孩子可能需要自己的空间来处理事情，而年幼的孩子会寻求你的帮助来弄清哪里出了问题。年幼的孩子们可能还没有这样的词汇或见解来充分解释他们的感觉以及造成他们失误的可能的原因。你可以这样帮助他们：与他们交谈，谈论他们可能感觉的基本情绪（高兴、悲伤、生气），并向其保证你爱他们，相信他们的能力。

和年幼的孩子坐下来一起画画有时也有用。孩子可能无法用言语来说明情况，画画能解决这个问题。在他们决定大吃之前，叫他们画一幅画来描述发生了什么问题，或者建议他们画出他们希望事情怎样发生，然后一起讨论这个美术品。

如果你那十多岁的孩子对此抗拒，你不要强迫他讨论他失误的情况。相反，你只是让他知道如果他改变想法了，可以来找你，也可以找身边其他的成年人。建议他选择记日志来发泄，并且持续下去，来营造一个没有垃圾食品的健康的环境，并塑造良好的锻炼和饮食习惯。

不要内疚

将体重和健身目标同自我价值感过于紧密联系在一起的孩子，即使犯了很小的失误，可能也会一蹶不振。内疚是一种强大的情感。虽然它可能会使你的孩子在短期内付出两倍的努力在健身上，但是它也能因为严重的自尊问题而使他受挫。鼓励你的孩子，不管体形怎样，都要自我感觉良好，这是战胜内疚的负面影响的最佳方法。

疑问

> 如果我儿子开始避免锻炼，即使他还坚持他的饮食计划，我应该担心吗？
>
> 营养的饮食和适当的运动都是你儿子长期健康的关键，因此，弄清他讨厌运动的真相是很重要的。首先表扬他一直致力于健康饮食，然后问他为什么对运动失去了兴趣。也许他只是还没有找到特别感兴趣的运动——解决这个问题的最简单方法是，尝试一些新的运动。如果他因为运动而受伤了，首先带他去看医生。

当挫折成为障碍

在饮食或健身计划上出现失误并不是世界末日。事实上，你的孩子偶尔做出错误的选择是完全正常的。检测一下他的周围环境，并弄清他的选择对其生活的影响，有助于培养他做决定的技能，并引导他进入成年阶段。他的情感和心理成熟度取决于他在失误和恢复方面有多少自由。

事实

> 暴食是可怕的，特别是在父母完全出乎意料的情况下。你可能很想夺走孩子的控制权并为他做所有的选择，以试图阻止孩子任何进一步的饮食或健身方面的失误。但是，提醒自己，这样的行为只会证明你不相信他的决定，并且阻止他从错误中吸取教训。

而且，如果处理不当，一次糟糕的暴食有可能会阻碍孩子的进步，特别是在孩子将其自我价值感同自己的形象和为减肥做出的努力联系在一起的情况下。教育孩子，从错误中翻篇的关键是从中吸取教训，弄清楚是哪里出错了，并知道如何防止它再次发生。

为了防止一个挫折变成一个障碍，要记住以下步骤：

- **保持冷静**。惩罚孩子或对孩子生气，除了让他感觉不足和内疚，并没有任何用。而内疚并不是健康的激励情绪。
- **提供视角**。跟他强调，明天又是崭新的一天，虽然他不能改变过去，但他可以改变未来。
- **强调成绩**。赞美孩子朝着他的健身目标所做出的所有积极努力，提醒他他已实现的成绩。
- **保持无条件的爱**。提醒你的孩子，你爱他，不论遇到什么困难，你会始终支持他。
- **一起解决**。帮助他找出问题的原因和预防策略。

从失误中学习

当你问孩子是什么原因导致他放学后吃了一整袋薯片，如果他回答"我不知道"，你尽量不要生气或感到泄气。他很可能真的不知道。大多数成年人都认识不清自己的不当饮食习惯，所以期望一个孩子在没有成人指导的情况下找出情绪化进食的原因，这个要求实在是过高。孩子们需要你的帮助，来试图弄清问题，并制定策略以免它再次发生。

一旦你向孩子保证你不会生气，并且想要帮助他，那就坐下来讨论你要怎样防止它再次发生。最好尽可能快地处理，这样孩子依然清晰地记得他暴食时的情感和环境因素。为了找到问题的根源和解决问题的最佳方法，你们一起围绕以下这些问题展开：

- **我的一天是怎么开始的？** 你的孩子花时间吃健康的早餐了吗？他前一天晚上睡了个好觉吗？

- **关于午餐和点心，我有可选择的健康食品吗？** 你的厨房里没有垃圾食品吗？在学校午餐时做出的选择是对的还是不当的？

- **我用心进食了吗？** 吃零食和进餐时，有没有远离电视、视频和其他被动的娱乐活动的干扰？

- **我有没有听从自己的饥饿信号？** 你的孩子吃零食是因为饥饿，还是因为他感到无聊或有点不安？

- **我让别人的负面言语或行为影响了我的心情吗？** 有人说了一些伤害孩子感情的话吗？如果是这样，他通常的应对方法是怎样的，为什么行不通？

 本质

不要总是说"这是最后一次"，然后允许将垃圾食品带进家里。你可能会拿出那些奶油巧克力甜点来招待来访的朋友或亲戚，但是糟糕的日子和暴食是不可预测的，因此为什么要冒这个风险呢？提供健康的餐后点心，对你的孩子以及你的客人都好。

干扰那些诱因

不管你为孩子制定了哪些策略来应对暴食的诱因，你都要确保它们是些有建设性的、注重行动的方法，以解决问题的根源。为了应对暴食的影响，策划报复取笑他的人或让他迅速减少热量，都不是利于健康的行为。要采取积极措施来保证身体和情感上的健康，最好的办法就是让孩子保持热情和防止进一步失误。

从朋友那，而不是从食物那寻求安慰

如果你的孩子在感情受伤或情绪低落时就过量进食，和他一起努力让消极的能量变成积极的结果。孩子和谁在一起感觉舒服，列出五个人的名单。当他感觉不好并需要谈心的时候，鼓励他给他们打电话——换句话说，让他首先想到去给人打电话以寻求安慰，而不是直接去打开冰箱门。选择朋友和亲戚时，尽量要涉及各个方面，这样出现各种各样的情况都有人可以倾诉。例如，对于家庭事务，跟某个阿姨谈谈，他可能感觉很自在；与同龄人之间发生问题，跟朋友谈谈，他可能觉得更舒适，反之则不然。

也有可能你的孩子不想谈论导致他暴食的原因，至少不想马上谈这个问题。他可能太过愤怒或者羞愧，也可能他只是无法立刻用言语充分表达他的感情。将他的愤怒和沮丧转移到体力活上，例如去散步或骑自行车，这可能是一个好办法，可以帮他发泄，理清他的思路来分析问题。

如果他不喜欢运动，那么写日记也是一个很好的选择。将那些复杂的情感写在纸上，也是一个整理思路并客观地考虑当前状况的机会。日记不仅具有治疗效果——简单地发泄自己的不良情绪，还等于给孩子提供一个安全的地方来构思处理问题的理论场景。有时候，事情发生的时候似乎失控了，当将这次的经历写在日记里时，可以让作者对其有一种掌控感。

 本质

> 如果孩子不能或不愿意同父母或其他知己谈论问题，或者孩子在努力进行健身计划时，似乎难以从一次失误中解脱出来，那么孩子顾问或治疗师通常是一个不错的选择。关于如何寻找治疗师，以及如何同治疗师合作，请参阅第 12、第 13 章。

孩子的日记是他的情感安全网，是他可以谈论任何事情的地方，不必担心会有什么反应。除非你得到他明确的允许，否则千万不要看他的日记，背弃他的信任。只有一种情况可以例外，那就是如果你的孩子让你有理由认为他可能会通过自己的言语或行为伤害自己或他人。

不用食物也可以克服无聊

如果你的孩子倾向于无聊的时候就吃东西，和他一起列一些他可以选择的活动来取代食物，以应对情绪低迷的情况。抄一份挂在冰箱或储藏室的门上，并对他进行挑战，让他下个月尽量完成更多。这些活动要有趣且多样，这样他可以选择适合自己心情的活动。你的列表可以包含各种活动，例如在车道旁篮球框那进行比赛，或者计划一顿健康的家庭晚餐，包含各种各样颜色的食物。

重回正轨

一旦你的孩子经历了健身方面的失误，面对这个问题并继续努力，他会因为这次的经历而变得更坚强。对于他取得的成绩，你要赞扬他。

如果你回头看看，你会发现，最重要的是他战胜了这次失误，并从中学到了什么，而不是最初的失误本身。你不应该说，"还记得那个下午我让你独自一人，而你吃掉了我为你弟弟的生日聚会所买的所有食物吗？"而应该说，"你找到了自己失误的原因，并且重新回到自己的饮食和健身计划上，我真为你感到自豪。"如果你的孩子让你受到激励，请告诉他。孩子，尤其是十多岁的孩子，可能不会承认自己在乎你的想法，但是他们的确重视你的意见，以及你对他们所取得的成绩的骄傲。

第 17 章

年龄别超重：0 ~ 13 岁儿童

The Everything
Parent's Guide to the Overweight Child

让一个顽固的学步儿童或学龄前儿童放弃汽水之类的饮料，选择更加有益健康的果汁，似乎是不可能的。但是这值得一试。饮食和健身习惯早点形成，这实际上是你最好的机会，可以有效地帮助你的超重儿。如果你让孩子早期就培养健康的生活习惯，到了躁动的青春期，他做一些你不知道或不理解的决定时，他能独立地做出好的选择。

如果孩子不只是婴儿肥

要确定超重的孩子是真肥胖，还只是婴儿肥，是很简单的。幸运的是，如果你的孩子获得美国儿科学会建议的常规体检，医生应该能够发现任何早期体重问题，或表明你的孩子有超重的风险的迹象。因为超重也可能是荷尔蒙问题或其他身体状况的征兆，重要的是你不要忽视它。即使给孩子安排的医生要不了几个月就可以拜访，你也要跟儿科医生预约一下。

如果你的孩子2岁以下，孩子的医生不会使用年龄别身体质量指数。相反，他会使用年龄别身长和年龄别体重图表来评估孩子的生长发育情况。如果孩子的身长别体重在第95百分位以上，或者他的体重突然飙升，而身长却没什么变化，他可能超重或有体重问题的风险。

事实

> 从2岁开始，身体质量指数会逐渐下降，直到介于4~6岁的某个时期，此时，身体质量指数会再次上升。这被称为"脂肪重积聚"，这种情况是孩子活动量增加的结果。如果孩子在4岁之前身体质量指数就开始增加，孩子可能有超重的风险。关于如何计算身体质量指数，第3章有详细的信息。

你能改变的和你不能改变的

你的孩子的体形是受遗传影响的。如果孩子的父母都是又高又瘦的体型（称为修长的身体类型），他也可能会是高个子。如果他的父母是又矮又宽的体型（胖型体质的身体类型），他很有可能也是这种体型。然而，胖型体质不是注定要胖的。尽管孩子——同成年人一样——不能改变他们的身体类型，但他们可以通过适当的饮食和锻炼，降低体内脂肪的比例，以及增加肌肉质量。

父母超重或肥胖，孩子更可能会将体重问题带入成年期。超重的学步儿童，如果父母有一方肥胖，他成年后肥胖的可能性有40%，如果他的父母身体质量指数在正常范围，他肥胖的可能性只有10%的。对于所有10岁以下的孩子，不管他们体重如何，父母肥胖的话，他们成年后肥胖的风险会增加一倍以上。好的方面是，如果你参与孩子的健身计划，和他一起努力，你们俩都会降低肥胖风险。

"节食"的危害

如果没有得到孩子的卫生保健提供者的指导，永远不要让婴儿或学步儿童进行减肥计划或限定其热量和脂肪。你的医生很可能会推荐体重维持计划——让孩子保持体重稳定（或者放缓他的生长速度），给他们机会让他们长到他们适当的体重。

大大限制卡路里的摄入量也可能会产生不良影响，导致孩子缺乏重要的维生素和矿物质而造成缺食性营养不良。这些营养物质对孩子的生长发育和认知发展是至关重要的。例如，脂肪，很多家长可能会不假思索地认为应该从孩子的饮食中排除——实际上其对婴儿的大脑和视觉发育尤为重要。

 事实

> 母乳喂养的婴儿在生命的最初几个月，通常比配方奶喂养的婴儿体重增加得更快。但在6个月到1岁这个时期，这种趋势会逆转，母乳喂养的婴儿会比大多数配方奶喂养的婴儿体重要轻。

听饥饿信号

悠闲从容地喂你的婴儿，教你的婴儿去听他的胃口。不要强迫他喝完奶瓶里的奶，或者当他不想再喝母乳时，还强迫他含着乳头。如果他似乎只是想吮吸以达到安抚效果，而不是对食物特别感兴趣，你可以用安抚奶嘴，甚至可以直接让他吮吸他的手指。

你孩子的儿科医生可能会建议你在孩子4至6个月的月龄时引入一些固体食物，同样的策略依然适用。记住，学步期的孩子胃还小，成人的分量对他来说是很吓人的。如果他拒绝开口或推掉食物，表示他已经吃好了，不要强迫他。一旦他能够自己进食，或对自己进食感兴趣，让他尽快自己进食，因为这是让他按照自己的胃口进食的最好方式。

从婴儿期到入学前

孩子还在成长期，他对食物和锻炼的态度也只是在培养阶段。关于该吃什么，他会听从你的指导，也会模仿你的健身行为——积极的或消极的。利用这个真正的千载难逢的机会，从一开始就树立一个健康的榜样。

 事实

> 美国儿科学会建议，一旦孩子到了两岁，就应该给他们喝脱脂或低脂牛奶，而不再让他们喝全脂牛奶。两岁以下的婴儿需要全脂牛奶提供的额外的脂肪，以满足正常生长和发育的需要。

5岁以下的儿童也会对体力活动很兴奋，这可是给你的另一个好机会。结构化的运动，比如瑜伽姿势和翻滚运动，对于年幼的孩子来说是有趣和具有挑战性的。如果跟着音乐节奏的话，他们会更加享受。学步儿童和学龄前儿童喜欢模仿其他孩子和教练，来测试他们幼小身体的极限。你和你的孩子可以体验游泳、瑜伽，以及更多类型的为孩子设计的，或者为亲子设计的活动。

高要求学步儿童的饮食变化

有些任性的孩子已经养成了一些不良的营养习惯，对于家长来说，在饮食上做出积极的改变可能是最大的挑战。2004年发表在《美国饮食协会杂志》上的"喂养婴幼儿的研究"的结果发现，与其他任何时候相比，3岁以下的儿童吃的垃圾食品更多，吃的蔬菜和水果更少。4个月到2岁的3 000多个孩子中，有三分之一没有每天吃水果和蔬菜。而那些吃蔬菜的孩子，选择的往往是炸土豆条。调查还发现，20%以上的较大儿童每天都吃炸土豆条。"喂养婴幼儿的研究"还发现，60%以上的一岁儿童和70%以上的一岁半儿童每天都吃糖果或甜点。

本质

> 如果你的孩子喝太多果汁，果汁可能和苏打水一样容易使人发胖，而学步期很多孩子会沉迷于瓶装果汁。对于 6 个月到 1 岁的儿童，推荐的量为每天不超过 4 盎司，大一点的孩子每天不超过 8~12 盎司。6 个月以下的婴儿不应该喝果汁，除非儿科医生建议。如果你的孩子特别喜欢喝果汁，让它持续长一点时间的一个方法是，给他的杯子倒一半果汁，然后再加一半水。

如果你确认你的孩子有这些问题，现在做出改变还来得及。注册营养师可以提供菜单和指导，以下这些建议可以帮你开始迈向更健康的正餐和零食：

- **让他们自己挑选**。让你的孩子从几个健康的食物中选择他的午餐。这会以积极的方式增强他的独立意识。

- **一起购物**。去超市或农贸市场，让你的孩子帮忙搜集他最喜欢的水果和蔬菜（同时避免经过糖和麦片所在区的过道和其他危险区域）。

- **关掉电视**。或者只看美国公共电视台。很多孩子并不了解受欢迎的糖和富含脂肪的垃圾食品，直到他们在最喜欢的卡通人物扮演的广告中看到。

- **提供多样化的种类**。提供小分量的各种新食物，与堆满一大份未知的食物相比，是一个更好的方法。较小的部分不太吓人，且选择多样，他一定会喜欢盘子里的某样食物。

- **要始终如一**。最重要的是，围绕食物你的态度和原则要始终一致。学步儿童需要知道他们有一个固定的界限不能打破，即使他们并不总是赞同这个界限。

- **演示**。模仿孩子喜欢的不太健康的食物来制作健康的零食，能帮助他度过过渡期。例如，如果他喜欢薯片，试试素食者的奖赏——有机蔬菜片，它不会含有许多品牌的薯片所含的饱和脂肪酸和反式脂肪酸。

以身作则

鼓励孩子的兄弟姐妹尽力去对你引进的新食物表示热情。提醒他们，对年幼的孩子而言，他们是榜样。即使年长的孩子不喜欢菠菜，但是想到自己在帮助弟弟或妹妹尝试新食物，可能足以让他们至少假装对菠菜感兴趣。

统一战线。如果你的家庭是双亲家庭，家庭规则中关于家里什么是允许的，什么是不允许的，爸爸妈妈必须达成统一战线。你们还必须做出承诺，要给孩子树立适当的健康行为的榜样。值得重复的是，迈向健康的努力应该涉及整个家庭，而不仅仅只针对超重的孩子或有超重风险的孩子。

日托服务提供方或保姆可能会提出一个特殊的挑战。如果你的孩子在团体环境里，你很可能无法控制其他孩子以及提供方在他面前所吃的食物的质量。然而，你应该让他们知道你的担忧，这样可以合理地安排膳宿。例如，如果提供方习惯于分发糖果或用他们的费用招待，他们可以在你的孩子参与另一个活动时这样做。更好的是，建议他们用新鲜水果代替糖果发给孩子。你家的保姆很可能更加适应她在孩子面前吃的东西，尤其是如果你全家人从一开始就吃健康的食物的话。

学龄期到 13 岁

一旦你的孩子进入学校，他会受到同龄人、老师以及文化期待的额外影响，这要么会促进，要么会阻碍他的健身计划。一方面，定期的体育课程和正式的营养教育可能对你有利。另一方面，他的朋友中可能有这样的孩子，他们坐下来吃一袋薯片，放学后玩电子游戏——而这正是你要引导他避开的。

 事实

> 尽管你的孩子在决定穿什么和如何行动上，可能会越来越注意同龄人，但是你仍然有实质性的影响——即使在他进入青春期前的阶段。即使你认为孩子并不关注，你也要继续做好行为的榜样。他会注意的，尤其是你在健身和饮食上采取"按我说的做，按我做的做"这样的政策。

不要想当然地认为你的孩子在学校得到了足够的锻炼和营养均衡的食物。你要了解更多关于学校午餐计划、学校体育课程和营养教育课程的质量的信息。和校长、老师谈谈，并参加家长—教师会。如果你关心食品和健身项目是如何实施的，参加当地的校董事会，并标明你的观点。关于学校营养和体育课程的条例，以及你如何对孩子学校的政策施加影响，第19章有详细的内容。

由于你孩子进入了这个特别的年龄阶段，他会需要更多的独立，但是他可能还不够成熟，不能应对它。青春期前的孩子正处在这样的一个时期，他们很少了解他们的选择的长期后果。这可能会影响你激励他们遵循他们的健身计划。告诉孩子日常锻炼会降低患心脏病的风险，对他来说是起不到任何激励作用的。然而，告诉他，这将会增加他的耐力，对他一直渴望加入的漂流有帮助，这可能会打动他。

当你将短期回报作为动力时，确保不要掉进这样的陷阱——强调外表而不是整体的健康和幸福感。不要告诉你的女儿她需要锻炼减肥，这样她才能穿上她想在五年级舞会上穿的裙子。相反，问问她是不是想上一些爵士健美操或舞蹈课程，这样她在那天晚上会跳得更有感觉。

当然，青春期前的年龄段也会带来激素和生理变化，这种变化可能使体重问题更加复杂。尤其是对于女孩子，她们可能会因为早熟而增加体重。第18章会讨论青春期对体重的影响，以及它如何影响超重儿童。

同龄人的影响

在整个学年中同龄人的影响会越来越重要。孩子上初中的时候，他们的朋友做什么，别人怎么看待他们，往往是他们生活中关注的中心。从发育的角度看，他开始寻求从父母身边独立，这是正常的阶段。但这对父母来说也可能是一个令人发狂的时期，因为孩子开始转向同龄人，而不是父母来引导他的生活方向。来自同龄人的压力通常是积极的，它可以引导你的孩子朝着健康的兴趣和积极的态度迈进。但如果朋友施加负面影响，或者你的孩子在学校受到同龄人的伤害，那么他需要你的指导（不管他知不知道）。

争取盟友

当你的孩子和其他似乎没有饮食禁忌，无所作为（至少从身体角度而言）的孩子外出玩耍时，他可能很难会在空闲时间主动锻炼。尽管在选择朋友方面他需要有自主权，但这在培养潜在的能够分享健身兴趣的新朋友关系方面是无害的。如果他有兴趣且愉快地接受，团体运动、舞蹈，或训练指导可能是好的场所，可以找到对相同活动感兴趣的新朋友。带他去溜冰场、游泳池，以及其他让孩子变得活跃的地方。

扩大孩子的朋友圈并不意味着他必须"摆脱他以前的伙伴"。谁知道呢？当他对体育活动有兴趣了，他的热情可能也会激励以前的伙伴行动起来。

嘲讽和调侃

面对同龄人对他们体形的取笑，对自己的体重感觉良好的孩子通常更有弹性。当取笑者发现被取笑的人没有像他意料中的那样愤怒或哭泣，他很可能会放弃。如果他不放弃，孩子有忠实的朋友的支持，这可以使来自他人的嘲讽和取笑变得易于接受。让孩子的朋友在家里受欢迎，继续培养这些积极的人际关系。

建立自我完善的能力

与自尊感低的孩子相比，对自己能力自信和自我感觉良好的孩子很可能更容易接受新的健身计划的挑战。帮助孩子认识到，他的内在价值和控制体重一样重要，甚至更重要。减肥不是解决他人生中其他问题的灵丹妙药。只有当他对自己满意了，他才能对自己的感觉和自己的形象感到满意。

你让年幼的孩子自己做决定，并且你要支持那些决定，这样你可以帮助孩子树立对自己以及自己能力的自信。即使仅仅是简单的问题——穿红色衬衫还是绿色衬衫，让孩子自己决定对他来说也是一个很好的锻炼，帮助他意识到他的决定是有价值的。

 警惕!

不要让孩子做选择，然后告诉他他的选择不好，这样会破坏他刚刚萌芽的独立意识。只要他的选择不会影响他的安全，这些选择不侵犯他人的权利，那么它们都是合理的，都是你要支持的。如果他选择圆点衬衫配格子裤子，那又怎么样呢？一位明智的妈妈曾经说过，选对战场，其他不管。

带孩子去新的地方，让他经历一下。当鼓励他承担社会风险的时候，他会在沟通和人际关系技巧上获得自信。让他承担适龄的责任，也是一个很好的实践。即使是学步儿童，也可以选择自己的玩具，或者给宠物的碗里添加食物和水。完成任务，承担责任会让孩子有成就感，并进一步学会自立。一旦孩子感觉有能力，被信任，被重视了，他就有足够的能力实现他的健身目标了。

第 18 章

年龄别超重：青春期到
成年早期

The Everything
Parent's Guide to the Overweight Child

刚进入青春期的孩子什么都知道（他不知道的，他的朋友也会知道）。当他意识到人生的确会有不好的事情时，他通常会想这样的事情只会发生在别人身上。这两个性格特征，使得你很难对孩子的减肥努力施加积极的影响。随着孩子从青春期进入成年早期，他们的世界观会变得不那么以自我为中心。他们会再次珍惜父母的知识和经验（信不信由你）。在此之前，你要在他们的生理和心理发展上持续支持他们，并支持他们做出的减肥努力。

青春期和体重

青春期原本就是很难度过的时期。青春期的孩子，体重问题的增加，生理和心理的变化使得这几年更难度过。一般来说，女孩的青春期是8~13岁，男孩的青春期是9~14岁。当女孩进入青春期，她们的胸部和臀部开始聚积脂肪，而男孩则会发展更多的肌肉。

这两者都会导致体重增加，这种转变会使得一个已经超重的孩子感觉更加不自在。确保让孩子意识到他身体的这种变化是完全正常的，每个人在人生中的这个阶段都会经历这些。

激素水平的变化也会导致孩子情绪波动和情感爆发，这可能会影响他对锻炼和健康行为的态度和他的动力。通常，这些暂时的情绪波动不会持续很长时间，以至于严重影响孩子的健身计划。但是，要注意抑郁症的症状，以防它不仅仅只是情绪化。

快速生长期

一旦孩子进入青春期快速生长期的尾声，他会达到成年身高，不再有机会"成长到"他合适的体重了。男孩要比女孩较晚进入这一时期，女孩通常在月经初潮后两年就长到成年身高。孩子的身高很大程度上取决于父母的身高。有几个公式可以预测孩子的成年高度，但还没有一个是完全可靠的。

 事实

一个具有里程碑意义的研究——1997 年弗吉尼亚联邦大学对 17 000 个女孩进行研究发现，那些体重超标的女孩更早步入青春期。此后几项研究已经指出了女孩瘦素、体重问题和青春期早发之间的关联。

了解孩子最终身高的两个简单方法是 2 岁身高乘以 2 的方法和遗传潜力公式。2 岁身高乘以 2 的方法是将孩子两岁时的身高乘以 2。使用遗传潜力预测孩子身高的方法是，将父母的身高相加，除以 2，如果是女孩，就减去 2.5 英寸（6.35 厘米），如果是男孩，就增加 2.5 英寸。

社会问题

这一时期，你的孩子可能会比其他任何时期都要花费更多的时间和同龄人待在一起。和他待在一起的人以及他们一起时所选择做的事情，可能会极大地影响他控制体重的动力以及他能否成功对体重加以控制。

如果你生活在一个小镇，那里没有几个地方可以让年轻人聚在一起，孩子们往往迫于无奈，只好去购物中心、快餐店和比萨店聚会。在这些地方，你那超重的孩子甚至面临更多的诱惑和压力。即使去看场电影，也可能会有食物陷阱。（关于如何帮助孩子应对小卖部，请翻阅第14章）对孩子的青少年朋友采取开放政策——他们在家玩的时候给予他们一些隐私和空间——可以最大限度地减少他们在当地麦当劳待的时间。而且这也让你有机会了解孩子的朋友圈。孩子的朋友圈不是所有父母都有机会或时间去了解的。

如果你所在的城镇有更多青少年可以经常去光顾的场所，比如滑板公园和舞蹈俱乐部，给他们提供交通费或门票，鼓励他们去这些地方。一旦你的孩子开始自己开车了，他的社交生活的交通限制将变得不再那么重要了。然而，如果在他拿到驾照之前他到处走、徒步旅行，那么现在你要让他意识到他正在失去这种形式的锻炼机会，他应该用其他活动来取代，这是很重要的。

约会

如同其他青春期的孩子一样，你的孩子现在也会对异性，比对朋友更感兴趣。如果他因为体形胖，不被对方关注，甚至被对方拒绝，你该怎么办？与身材苗条的同龄人相比，体形胖的孩子可能被邀请去跳舞或去看电影的机会更少。这是不公平的，但这也是事实。十几岁男孩和女孩可能都是肤浅的，他们不会总是忽略体重，而去看孩子的内在美。考虑到这些孩子面临的媒体影响，这并不奇怪。

你应该做的事

作为父母，鼓励孩子要喜欢他的朋友可能会稍微减少一些痛苦。告诉他，在合适的时间遇到合适的人，自然会发生恋爱关系。如果有一个特殊的舞会或像毕业舞会那样的情侣活动，你的孩子没有被邀请，你可以自费安排一场聚会，邀请那些没有前往舞会的其他孩子来你家玩。你也可以计划一个特殊的家庭旅行，去某个地方冒险一下。

继续定期安排有趣的健身活动来享受家庭时光。孩子进入青春期后，这样的时光可能要少一些，但是一周与家人只聚一次的时间是很重要的，可以让孩子脚踏实地，保持开放的沟通渠道，并完成健身任务。不管是你还是你的孩子，必须强制性参加这个家庭聚会。

你不应该做的事

千万不要这样跟孩子说："你只要减掉几斤，那些男孩就会发现你很漂亮。"如果你的孩子说："因为我长得丑，史蒂夫从来不约我出去玩。"你则这样回应："史蒂夫准是不太了解你。"提醒你的女儿，最好的最充实的关系，不是建立在外表体形上的，而是建立在善良、幽默感和其他人格属性上。内在美听起来陈词滥调，你的孩子可能会对你表示不屑，但这的确如此。如果合适，你甚至可能想要解释是什么品质让你爱上你的爱人。你可能会与你的女儿讨论她为什么感觉丑，为了改善她的健康状况，而不是她的恋爱生活，家人会怎样进一步支持她努力减肥。

自我形象

青春期，由于青少年开始摆脱家庭和行使自主权，就连最自信的孩子也会充满自我怀疑。衣服穿得合适吗？朋友喜欢自己的新发型吗？得到同龄人的认可是摆在最优先地位的，如果没有得到认可，青少年的自信心会受到严重打击。超重的青少年可能特别容易自我怀疑，因为他们不符合媒体长久以来一直宣扬的外在美形象。此外，由于青春期他们的身体发生变化，他们可能开始更加意识到他们的外表。

但是，如果他们身边的角色榜样都是积极的，他们坚信自己是什么样的人，也坚信自己家庭所看重的品质，在这个躁动的时期，他们的自尊心只会受到最低限度的伤害，他们几乎可以安然度过这一时期。

 本质

> 志愿活动是一个构建孩子的自尊感的极佳方法，因为它强调援助的重要性、同理心以及对他人的仁慈。当孩子看到他所帮助的人欣赏他的帮助，他会更加感受到自己的价值和在这个世界上的地位。老年活动中心、医院和动物收容所正好是几个欣赏有责任心的青少年志愿者的地方。喜欢接触孩子的青少年还可以参加辅导项目。

履行你的本分

表达你对孩子的自豪和欣赏，以强调你看到了孩子展示出的优秀品质。你在别人面前赞美孩子，孩子可能会感到尴尬，但是让他听到你的赞美也是很重要的。等到你们俩单独在一起的时候，要告诉他你为什么表扬他："和你的朋友去看电影的时候带着你的妹妹，你这样做的真的很贴心。我知道你本想把她留在家里，但是你意识到她对此很兴奋，所以就带着她一起去了，这对她，对我都意义重大。"

作为父母，你应该一直要树立好的榜样。尽管孩子看起来似乎并不总是关注这个，但是他实际上是在意的。不要消极地谈论自己的行为，也不要举止上表现出你不想看到孩子的那种表现。每个人偶尔都会显示坏的一面——想想上次有人在高速公路上挤你的事情——但是尽量不要在孩子面前让坏的一面显露出来。如果你确实在孩子面前表现出坏的一面了，一定要道歉。然后，等你冷静下来，解释一下你的行为为什么错了。最重要的是，在孩子听得见的地方，不要消极地谈论别人。（更好的是，不管谁听得见，都尽量积极地去评论别人）如果你的孩子曾被同龄人消极评价过，听到自己的父母这样去评价他人，只会让他觉得这种行为是有效的，这种评价是合理的。

外表不同也能"融入其中"

对于青少年来说，成为群体的一部分，并被同龄人接受是很重要的。那些有体重问题的青少年可能觉得自己处境尴尬。提醒孩子，虽然他可能不会有与同龄人相同的身体类型，但是许多兴趣、态度，和对未来的梦想是相同的。鼓励他参与这些感兴趣的领域，珍惜在那里建立的友谊。

买衣服和配件时，要让孩子有自主权。对于注重打扮的青春期少女，这是一个特别重要的问题。由于孩子的体形对衣服要求高，可能意味着在很多她朋友购物的商店买不到合适的衣服。不要逼她去女装部购买，也不要逼她去适合肥胖成人的服装店去购买。她只会更加在意自己与同龄人看起来不同。

一些青少年服装店已开始提供大号服装，但这种情况仍然是个别的，而不是普遍的。幸运的是，不管是网店，还是实体店，款式的选择越来越多。例如，Torrid，总部位于加州的全国连锁商场，为青少年和年轻的成年女性提供 12 到 26 尺寸的时尚的衣服。附录 B 有更多的供肥胖青少年购物的参考资料。

广告和媒体信息

美国心理协会调查广告和儿童的工作小组发现，广告商每年花费 120 多亿美元在针对青年的广告上。青少年是青年人口的一个重要组成部分。他们正在培养品牌意识和消费习惯，而且这种意识和习惯会延续到成年。许多青少年有工作或从父母那得到可支配的收入，这些是产品制造商和娱乐业都渴望争取的收入。不幸的是，这些公司用来吸引青少年的媒体信息并不总是最健康的。

事实

> 在对媒体的教育的政策声明中，美国儿科学会公共教育委员会建议，州和联邦政府要探索美国学校中对普遍的媒体教育课程的授权和资助的有效性。附录B有更多的关于媒介素养的资源，可以帮助你让孩子的学校开始媒体教育课程。

关于糖和富含脂肪的食物的广告实在太多，孩子们应接不暇，但是在广告中表演的模特和演员本身看起来似乎从来没有吃过一口垃圾食品。国家媒体和家庭研究所报告说，孩子平均每年观看 10 000 多个电视广告。光是坐着看电视的行为就可以刺激观众心不在焉地吃零食，接二连三弹出的食品图片只会让情况更糟。

看看孩子的初中或高中是否有某门学科包含媒介素养课程，例如新闻学科，要是有，鼓励你的孩子上这门课。大多数青少年很可能会对这个概念感兴趣。媒介素养教孩子们以批判的眼光评价信息，去研究他们所看到的图像背后的经济、社会和政治动机和操纵手法，识别那些植入在电视剧和电影中的以更微妙形式出现的广告。

媒体宣扬的美是肤浅的

当你的孩子专注于那些流行文化通过电影、电视剧、杂志、音乐和其他方式传递的信息时，他可能更容易因为自尊心低和自我形象不佳而受到伤害。

由现在的儿童和凯萨家庭基金会赞助的一项研究发现，女性（包括女童）的外在美是广播媒体的一大主题。在电影中，58% 的女性角色会因为她们的外表受到评论，而同样的评论只发生在 24% 的男性角色上。研究还发现，在所有印刷和广播媒体上，26%~46% 的女性是苗条的（而苗条的男性比例要低得多，只占 4%~16%）。以十几岁女孩为读者对象的杂志中，超过三分之一的文章都集中在外观和外在美上。所有的信息似乎都表明，女孩的外表比她们本身更重要，苗条是绝对的。

 事实

> 超重少女（或认为自己超重的少女），比那些认为自己体重正常或低的少女，采取吸烟来控制体重的概率要高出 50 个百分点。

再说一遍，媒介素养教育可以帮助你的孩子认识到，她最喜欢的杂志上的这些苗条模特，其美丽的照片背后有令人难以置信的现实。她将了解媒体操纵技术，例如用气修笔和数字技术篡改照片，消除页面和屏幕上的身体缺陷。她也应该了解真实的美国女人或少女的平均三围、体重、身高是怎样的，而典型的模特的又是怎样的。

药物和手术

肥胖青少年越来越多地求助于减肥手术和减肥药。尽管这些选择可能适合一些面临严重的有体重相关并发症的肥胖青少年，但是它们不是第一线治疗。在给予适当的时间让营养和锻炼的变化发挥效果之前，无论是手术还是药物都不要采用。此外，对于需要长久之计来解决的问题，药物和手术可能被认为是快速方法。最终，要根据个体案例，和你的孩子及孩子的医生一起决定是否使用这些方法。

减肥药

处方药诺美婷（雅培公司产品西布曲明）和罗氏鲜（罗氏制药产品奥利司他）对治疗青少年肥胖显示有一些疗效。奥利司他阻止脂肪的吸收，西布曲明抑制食欲。奥利司他在 2003 年年底获得 FDA 批准用于肥胖青少年。药物确实有一些潜在的副作用，可能会导致胀气或腹泻。它还可能影响一些脂溶性维生素的吸收，需要每天都补充维生素。

FDA 没有批准诺美婷用于肥胖青少年，但是临床研究已经证明了其的有效性。然而，诺美婷遭到了消费者监督组织——公共市民（Public Citizen）的谴责，宣称该药物可能与心脏病死亡有关。制造商（雅培公司）和美国肥胖协会都否认了这种说法，并且截至 2004 年，还没有临床证据支持这种说法。

药物治疗通常只推荐那些明显超重且通过改变生活方式也无法成功减肥的青少年使用。然而，他们继续维持这种改变后的生活方式很重要。减肥药只是暂时帮助抗击脂肪，而且不能无限期地独自发挥效果。

 事实

> 根据《儿科和青春期医学档案》上发表的由美国卫生和人类服务部赞助的研究，美国青少年超重的可能性比以下 14 个其他工业化国家的高：奥地利、捷克共和国、丹麦、比利时、芬兰、法国、德国、希腊、立陶宛、爱尔兰、以色列、葡萄牙、斯洛伐克、瑞典。

胃旁路手术

越来越多的青少年正在接受胃旁路手术或肥胖症治疗外科手术。这个手术涉及减小胃的大小，使其只能容纳一小部分食物。虽然它可以促进体重大幅下降，但是这会造成生活方式上永久性大改变，因此不应被轻视。考虑减肥手术的青少年应该被仔细筛查，必须对这个过程做好生理和心理上的准备才行。

做过此手术的青少年从此以后必须摄入维生素和矿物质（尤其是碳酸钙，以防止骨质疏松症，以及铁补充剂）。如果他们尝试多吃一点超出胃能容纳的量（少于一杯），或食用脂肪或糖分高的食物，他们会经历严重的肠胃不适和恶心。他们全天还必须多次喝少量的水和无糖饮料以防止脱水。

国际小儿腔镜外科学会（IPEG）为打算进行减肥手术的青少年制定了以下准则：

- 身体质量指数大于等于40，且有严重的并存疾病（例如2型糖尿病或阻塞性睡眠呼吸暂停）的青少年可以做手术；或者身体质量指数大于等于50，且有轻微的并存疾病（例如高血压、高胆固醇）的青少年可以做手术。
- 手术者还必须满足以下所有标准：
- 已接近或达到完整的成人身高
- 能够遵守手术后护理和营养指导方针
- 愿意接受心理检查
- 已接受至少6个月的常规体重管理（饮食和锻炼）的尝试，效果很差
- 同意手术后一年内不怀孕

疑问

如果我不为他做饭，我如何改变我那16岁孩子的饮食习惯呢？

教他做饭！他可能仅仅因为他没有做出健康的食物的烹饪技巧而吃垃圾食品。你甚至可以找到一个当地的烹饪班，让他学习自己特别喜欢的烹饪法，来增加乐趣。无论你怎么选择，确保课程侧重于健康的烹饪方法和健康的食物。

向成人的体重问题过渡

有体重问题的青少年往往成人后，依然有体重问题。华盛顿州对年

轻的成年人进行研究，调查了他们童年时期以及他们父母的身高和体重记录。结果表明，肥胖青少年有超过50%的概率在成年后依然肥胖，如果父母肥胖的话，这个概率会高达80%。这并不意味着你的孩子注定要一直超重下去。开始和家人一起来控制体重吧。打破现在的不健康习惯，而且孩子还在家里，有家人的支持，他可以开始健身之路。

进入大学

如果你的孩子很快就要上大学，或正在进行选择，那么一旦他到了那里，你可以计划在他的周围建立一个支持性的环境，让他可以继续他的减肥计划。在大学里，青少年可能第一次完全没有父母的监督，你希望他已经准备好面临他的挑战。当你去学校参观的时候，看看食品服务是什么样子的，你可以选择什么样的饮食计划。调查一下健身设施，让他准备好面对和战胜著名的"新生发胖症"。

对于大学新生体重增加15磅是否是真正的现象，尽管临床研究已经给予否定，但是多数人都认为，大学新生面临着真正的健身陷阱，有以下几个方面：

- **学习负载**。上大学意味着要用大量的时间坐着看书。鼓励孩子偶尔休息一下，去散散步、锻炼锻炼——这对他的身心有益。
- **自动售货机里的卡路里**。从学生会到宿舍，自动售货机到处都是，吸引着那些时间紧迫的学生。给孩子的宿舍买个迷你电冰箱和微波炉，这样他就可以囤积一些食物，而不用习惯性地去自动售货机那购买了。
- **第二份、第三份和第四份**。提供自助式晚餐的食品服务项目增加了诱惑。确保在孩子上大学之前已教育好孩子控制分量，并明智地选择食物。
- **派对**。酒精会使人发胖。为了孩子的健康和安全，要好好和孩子谈谈饮酒话题。

健康和疾病风险

你越早开始关注你的孩子和家人的身体健康，就越早能降低他患成人性的健康问题（例如 2 型糖尿病、心血管病、高胆固醇和高血压）的风险。如果他已经有一些这类的健康问题，以及肥胖青少年的其他常见疾病，如阻塞性睡眠呼吸暂停和哮喘，减肥不仅会缓解症状，让他感觉更有活力，还可能会拯救他的生命。

第 19 章

对学校进行培育：
健康的身体，健康的心灵

The Everything
Parent's Guide to the Overweight Child

除了家，学校是孩子度过他大部分时光的地方。因此，你有必要让孩子的教师和你拥有共同的健康食品和健身目标的想法。你可能会认为，由于学校是培养和照顾孩子的地方，它会提供最有营养的菜单选项，促进日常的体育锻炼。然而，事实并不总是如此。幸运的是，父母干涉有助于改善学校的健康课程和用餐选择。

体育：错失的机会？

体育课可能是一个最好的机会，让你的孩子必须培养对运动的热情，增加体力、敏捷性和运动技能；以及了解体育精神和策略等。那么为什么那么多的孩子，特别是超重的孩子，像躲避瘟疫一样躲避更衣室呢？

有时候，由于缺少运动技能和耐力，孩子会觉得尴尬。有时候，孩子被同龄人或被体育课给吓倒，或者对提供给他的活动选项都表现平平。由于学区想方设法满足预算要求，许多体育项目正面临着削减计划和资源的减少，而这又进一步增加这个情形的复杂性。所以本已有限的体育项目可能进一步受到限制。

如果你的孩子似乎对他的体育计划不感兴趣，考虑一下是不是以下原因导致其学校的体育计划不令人满意。

- **体育课程总量减少。**如果孩子的学校面临资金问题，而地区和州的教育委员会又没有强制性的体育教育指导方针，孩子每周只接受数量有限的体育教学，甚至没有接受体育教学。

- **昂贵的设备。**由于学校在设备和安全装置上的预算有限，孩子的老师提供给孩子的活动种类可能也是有限的。

- **单调。**孩子每次穿好全套服装上体育课，难道他会期待那四个相同的活动中的某一个吗？体育老师墨守成规，不会去更多地激发孩子的运动能力。

- **一刀切。**孩子的教练是不是让那些最擅长和最不擅长的孩子都参加统一的活动呢？体育课程如果不能根据孩子不同的技能水平而有弹性，很可能对孩子来说会极其令人沮丧。

- **恐吓。**如果班上运动员主导比赛，并对不像他们那样擅长体育运动的队员发脾气，你的孩子是不会太热衷于参与其中的。

扩大选择

如果是出于财政考虑，限制了孩子的体育项目，有一些方法可以用得上。和家长—教师组织商量，看能否集资购买新的健身器材。为这些课外活动抽出一些时间，例如放学后或休息时间去步行俱乐部。建议学校参加诸如美国糖尿病协会的"糖尿病步行"计划或美国心脏协会"跳绳强心"计划一类的国家非营利性组织的集资项目。

招募志愿者

你可以和体育老师或地区主管谈谈，看他们是否愿意利用社区志愿者来拓展计划。志愿者项目可能会有一些保险和责任问题需要解决，但是，如果这些是可以克服的，这个项目可以为学校的体育课注入一套完整的、新的、令人兴奋的健身活动。

招募当地健身房或基督教青年会的教练，让他们自愿来教瑜伽、跆拳道和各种其他活动。他们也会从中受益——免费的广告，这是一个为他们的私人班招收新学生（和他们的父母）的机会，还可以让大家知道他们在做一些帮助社区的行为。如果招募工作进展缓慢，借助当地的报纸来谈谈你要做的事。他们可能会考虑为这个计划登一篇专题报道或至少会在社区版发一个免费的广告，以招募更多的教练。

利用你的表决权

为了确保孩子学校的体育课程计划持续得到应有的支持，你可以做的最重要的事情是掌握学校、地区以及州里正在发生的事。将你的顾虑传达给学校校长。跟孩子的体育老师或体育主管（如果学校有这样的人）谈谈父母和地区如何能更好地支持他们的计划。参加校董事会会议，写信或打电话给你所在州的主持教育立法工作的议员，他们会影响你的孩子在学校的健身活动的数量和质量。

这并不总是一件容易的事，立法可能表面上与体育无关，但实际也许会起很大的作用。例如，立法授权延长学术课程的时间，可能会导致一些校长减少体育课和课间休息时间，将相应的时间用于学术方面，这样他们就不必延长一天的上课时间了。除非你在学区或在政府工作，否则你不可能追踪所有的进展，但是，你可以让你的民选官员知道你重视学校日常活动的水平。鼓励你的朋友和邻居做同样的事情，这样你们选举的代表就会执行选民的利益。

 本质

> 叫学校校长准备一些便宜的设备，如孩子们在课间玩的跳绳和球，这样，除了使用常规操场设备，他们还可以参与其他各种各样有趣的健身活动。

学校午餐要营养均衡

作为家长，你可能只是毫不怀疑地接受孩子学校供应的午餐的营养价值。毕竟，接受任何形式的联邦资金的公立学校和私立学校，都必须按照美国农业部食物金字塔提供的营养均衡的膳食，对不对？

其实并不尽然。虽然美国农业部食品和营养服务部（FNS）的确管理学校午餐计划，但没有保证今天的自助餐厅特色菜会符合每日营养推荐量，且热量和脂肪含量在可接受范围内。食品和营养服务部要求的菜单设计标准确实提议了每日营养推荐量的指导方针，但是他们除了提出最宽松的要求，并没有让学校对此承担经济和法律上的责任。

美国农业部还要负责确保美国农民的财务状况，从而进一步使学校的营养图景复杂化。大部分联邦补贴的剩余商品——像奶酪和牛肉这样的食品，政府已经承诺从农民那里购买以保持市场价格合理——都被捐赠给了学校午餐计划。一些批评人士指责这种安排会导致学校午餐菜单中脂肪和热量过量。

 事实

> 除了联邦学校午餐计划，食品和营养服务部还管理了学校早餐计划和课后小吃计划。一些研究已经证明体重问题与不吃早餐之间的关系。2003 年在《美国流行病学杂志》发表的一项研究发现，不吃早餐的话，超重的概率要高出 4.5 倍。

菜单设计要以食物为基础，还是以营养为标准

根据美国农业部的健康儿童学校供餐计划，学校午餐计划可以按照两种菜单设计方法中的一种来操作，这两种方法包括以食物为基础的菜单设

计和以营养为标准的菜单设计。前者较为普遍地被采用，自 1946 年创建学校午餐计划以来一直实施。后者是新出的，它使用计算机软件分析所提供的食物的特定营养成分，确保学校一周膳食平均化，午餐菜单上提供的膳食要根据年龄和 / 或年级符合每日推荐的特定营养和热量的三分之一。

在以食物为基础的菜单设计中，某些食物类型（如肉、谷物和面包）在一餐中必须按特定的数量来提供，那些食物类型和数量要符合美国农业部食物金字塔。这种设计的主要缺点是，它不提供任何内在的保障措施，以确保不健康的营养素（如饱和脂肪）和健康的营养素（如钙）被限制在推荐的范围内。换句话说，这种设计可能严格地遵从了食物金字塔，但是脂肪含量高，营养成分低，或者超出了符合某个年龄的推荐热量值。

 事实

尽管对学校午餐菜单设计的全国性监督还不到位，食品和营养服务部确实要求政府机构管理和定期检查学校午餐计划。这个任务通常分配给国家教育部，虽然它可能偶尔是由国务院卫生和人类服务部或农业部负责的。有关政府实体管理你孩子学校的午餐计划的详细信息，请登录 www.fns.usdo.gov，查询食品和营养服务部的目录。

由于这些原因，你有必要询问学校的食品服务主管，以了解学校采用的菜单设计方法。急切要求学校尽可能地对菜单进行实际营养分析。如果能了解到这些信息，学校没有理由不能将营养价值印在每月学校菜单上，让孩子带回家。

提供营养分析

美国农业部要求使用经过认证的软件，对学校午餐计划的所有食物进行营养分析。这一软件包含美国农业部儿童营养数据库。儿童营养数据库包含常见的学校午餐和早餐商品的营养价值，以及学校经常接收的商品的营养价值。

如果孩子的学校执行菜单的营养分析，美国农业部要求对脂肪（总脂肪和饱和脂肪）、热量、钙、铁、蛋白质、维生素 A 和维生素 C 的含量进行评估。这些营养物质的标准量，除脂肪以外，都会根据年龄或年级而变化（取决于学校使用的计算类型）。总脂肪的热量应该不超过热量的30%，而在这其中，来自饱和脂肪的热量应该不超过它的10%。不幸的是，对于胆固醇和钠没有限制或标准，只有一条不明确的指令——尽量减少胆固醇和钠，同时增加纤维含量。

快餐 VS 天然健康食品

许多学校正转向以盈利为目的的按菜单点菜项目（快餐特许经营项目和其他供应商项目）来增补预算。合同供应的著名品牌的比萨、汉堡和薯条——这些紧俏商品，有可支配收入的孩子都乐意购买——为学校项目带来一大笔收入。尽管联邦学校午餐营养指南不完美，但是它至少不接受这些食物，因为这些食物被认为是不可报销的（也就是说，是不会成为免费的或降低成本的食品以及营养服务部学校午餐计划的一部分）。

父母要做什么呢？首先，你可以让孩子带一份健康且美味的午餐去学校，这样他就不会忍不住花钱购买餐厅的快餐。其次，你可以与学校管理者谈论你对高脂肪的食物的担心，问问是否可以让供应商在菜单里提供一些更均衡的食物供孩子们选择。如果你得不到满意的回应，那就向更高层——你的州参议员和众议员表达你的论点。许多立法者也开始采取立法行动限制学校使用不健康食品。

自动售货机

你的办公室或工作地点有自动售货机吗？一旦靠近午餐时间，它是不是就开始"召唤"你？去看看它里面摆放的食物吧。有没有什么食品有一点点健康——例如什锦杂果、干果、葵花籽或者全麦饼干？可能至少80%的零食是糖果、薯片以及其他各式各样的垃圾食品。孩子的学校的自动售货机可能更糟。

 疑问

学校校长对学校餐厅的食物选择没有控制权，这是真的吗？

答案既是肯定的又是否定的——他可能不会创建菜单，但他应该能够向创建菜单的人转达你的顾虑。如果他帮不上忙，打电话给学区，了解谁负责这个食品服务项目。这很可能是你表达你的担心的最佳起点。如果学区将菜单设计外包给私人公司，你可以考虑在下次校董事会会议上提出这个问题。

改进选择

自动售货机的食物，尤其是非冷冻的品种，经常含有防腐剂，以延长其保质期。这并不意味着自动售货机是无可救药的。请求学校或学区要求供应商提供更健康的零食选择。即使学校与供应商有长期合同，他们应该能够共同努力，提出可接受的替代方案。

例如，自动售货机可以提供小包装的葡萄干、格兰诺拉燕麦卷或燕麦棒、苹果酱、全麦椒盐卷饼和爆米花，这样的健康选择还有很多。饮料机可以容纳低脂和脱脂牛奶，各种风味的普通瓶装水，以及100%的果汁。

另一个短期的解决方案是在一天中某些特定的时刻关掉自动售货机。食品和营养服务部要求参加全国学校午餐计划的学校在午餐期间限制使用自动售货机。确保孩子的学校坚持这一政策。虽然这并不阻止学生在一天的其他时间访问自动售货机，但这是向正确方向迈出的一步。

再见，碳酸饮料

在过去的几十年里有一段时间，碳酸饮料已经成为一个无处不在的"孩子"饮料，售卖可口可乐和百事可乐的机器在全国学校餐厅和走廊里如雨后春笋般冒出来。但随着美国青年和成年人越来越胖，以及一些临床研究发现过度饮用碳酸饮料和软饮料与儿童期体重问题有明确的联系。这种饮料已经被妖魔化。这并不是没有理由的——一罐普通可乐，仅8盎司（或三分之二罐）就含有97卡路里的热量、27克的糖。百事可乐含100卡路里的热量，27克的糖。

但是，当学校职能部门和立法者将碳酸饮料排挤出学校，他们也有必要意识到碳酸饮料并不是唯一的问题。许多"果汁饮料"几乎不含什么果汁，却含大量的糖。甚至太多的运动饮料，由于它们不是主要作为运动或剧烈的身体活动中的补水饮料，也能使人发胖。给口渴的孩子提供低脂牛奶、无糖的碳酸饮料、瓶装水、低糖或不含糖的茶以及纯果汁是最好的选择。

 事实

> 尽管存在经济上的吸引力，但是一些州已经起草或者通过立法，禁止或限制出售碳酸饮料和不健康的零食。在2003年得克萨斯州农业委员会限制学校售卖营养价值有限的食物之前，仅学校饮料自动售货机合同就能为得克萨斯州学校系统每年注入额外的5 400万美元。

避免形形色色的信息

学校通常提供健康的食物选择，并将不健康的食物从餐厅里排除。

一般来说，如果在学校或学校周边发现不良的食物，那是因为预算拮据的学校实在很难避开这个经济上的诱惑。碳酸饮料和自动售货公司可以提供丰厚的捐赠和赞助，从而让自己能够自主将产品摆在孩子们面前。募捐组织使得糖果成为向小学生出售的高利润产品。高中足球比赛时期的小卖部提供油炸食品和糖果，却不提供其他更健康的食品，可能因为这些食品，例如三明治和新鲜水果，不是那么有利可图。用于现代化的设备、更好的教育和课外项目，以及学术供应的资金是很重要的，但是，如果以牺牲孩子的健康和破坏学校营养和体育教育政策为代价，这样的成本也太高了。

 事实

美国疾病控制中心 2000 年进行的学校卫生政策和项目研究断定，98% 以上的中学在餐厅外有自动售货机或其他采购点，学生可以在这些地方购买食品和饮料，而这里提供的食物大多数都富含糖、钠和脂肪。

资金筹集活动

一边宣扬良好的营养，一边为了学校的利益，叫孩子去出售尽可能多的糖果，会让孩子对于促进健康行为理解复杂化。鼓励学校管理者和家长协会避免任何推动高脂、高糖，缺乏营养的食物的筹款活动。如果他们坚持卖糖果，要求他们禁止在学校内或在上课期间利用买糖果来筹款，以防孩子一整天购买并食用。

合适的备选方案

有一个很好的备选方案，可以代替典型的利用糖果和包装纸来筹款的活动，那就是让学校和当地的农民、果园或生产批发商合作，在学校创建自己的农贸市场。这对所有年龄段的孩子来说也是一个很好的学习经验，让他们有机会参观农场，了解新鲜水果和蔬菜从哪里来，在种植和收割季节甚至可以帮忙，以换取免费的产品来销售筹款。

健康和营养教育

据美国疾病控制中心估计，90%的美国学区要求健康课程里要包含营养教育。你的孩子的学校课程里有与年龄相符的营养教育，以及营养对于健康和预防疾病的重要性的内容吗？它提出了积极生活方式对于健康维护的重要性吗？不同州和地区的政策对于健康教育的要求不同。查询一下你的学区或州教育部的标准是什么。

营养课程往往与学校或地区的食品服务联系在一起。食品和营养服务部为教师和学生提供了各种教育资料。言传身教一贯是明智的行为，因此，如果学校餐厅提供给孩子的食物达不到他所接受的营养教育中规定的标准，你就找教师或校长谈谈吧。

同龄人人际敏感性训练

除了通过更好的体育项目和营养更丰富的午餐菜单来促进身体健康，孩子的学校也有必要满足孩子情感上的需要。如果你的孩子或其他学生因为体重被同龄人取笑或恐吓，而学校管理人员未能有效干预，对班级和全体学生进行同龄人人际敏感性训练可能是一个合适的建议。指导顾问可以进行培训，学校也可以聘请具有适当的经验和资历的外部顾问。

事实

> 同龄人仲裁项目与同龄人人际敏感性训练不同，但是，如果孩子在学校遇到麻烦，这个可能也是有用的。同龄人调解者是经过训练的学生，能够通过澄清事实，帮助参与者解决问题、达成解决方案来和平解决孩子之间的矛盾。他们教别的孩子如何倾听对方，如何更有效地沟通。

孩子取笑和欺负的原因是复杂多样的。有时候他这么做只是为了哗众取宠。有时候他是效仿成年人或他的兄弟姐妹的行为。同龄人人际关系训练专注于促进对他人不同的外貌、能力和信仰的理解和同情。它还强调了不管别人是谁，都要对别人友善的基本行为准则，并对违反准则的人有一套结构化的纪律制度。

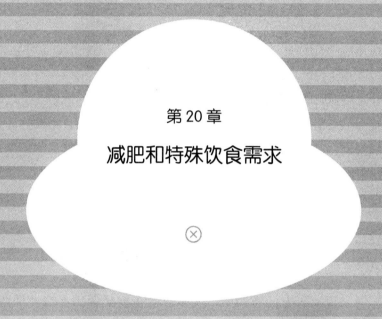

第 20 章

减肥和特殊饮食需求

The Everything
Parent's Guide to the Overweight Child

有时候减肥的努力受到食物过敏和其他慢性疾病的限制。家庭的文化传统和个人信仰体系也可能对你所允许的进入家庭的食物和你的日常饮食的组成有影响。好消息是，无论你的饮食需求是怎样的，似乎总有余地对家庭饮食做出健康的调整。

素食主义和体重控制

总的来说，研究已经表明，大多数素食主义者比食肉者更苗条，总胆固醇水平更低。如果饮食侧重水果和蔬菜是完美健身的保证，这当然很好。但是，事实上，素食主义者，包括纯素食主义者也有可能会超重。

如果你的家庭采用素食主义者的生活方式，而你的孩子仍然有体重问题，请好好看看孩子每天摄入的食物种类和活动类型。他有参加日常锻炼吗？脂肪和甜食食用少量吗？记录饮食和健身日志是查明所有问题的最佳方法。

营养和素食

减少肉类和动物产品的饮食并不能消除糖或许多高热量、低营养的加工食品，你的孩子可能会从这些食品里摄入额外的热量。美国饮食协会为奶蛋素食者（食用奶类和蛋类制品的素食者）创建了一个素食食物金字塔，以指导他们进行营养选择。它规定的日常饮食如下：

- 少量食用脂肪、油和糖
- 0~3 份牛奶、奶酪，或者酸奶（对于纯素食的孩子，替换其他富含钙的食物）
- 2~3 份干豆类、坚果、种子、鸡蛋或肉类替代品，如豆腐
- 3~5 份蔬菜
- 2~4 份水果
- 6~11 份面包、谷类、大米和面食

 事实

> 来自天然食物中的维生素和矿物质比那些膳食补充剂中所含的更容易被人体吸收。如果你的孩子的素食营养均衡，通常不需要补充维生素。然而，你应该咨询孩子的儿科医生，看孩子是否有特殊的需要。

要特别注意金字塔的顶部和底部。糖和脂肪应该最少量。对于金字塔的底部，选择全麦产品，如全麦面包，面食和燕麦麸谷物，将增加膳食纤维摄入量。

 警惕！

> 红肉是膳食铁的主要来源，吃素食的孩子如果没有从他们的饮食中补充足够的铁，可能有缺铁贫血的风险。给正在生长发育的孩子的饮食中添加一个或多个富含铁的食物，如麦麸、海洋蔬菜、鹰嘴豆、大豆、菠菜、豆腐、南瓜子、赤糖糊、麦乳或速溶燕麦片，让他补充足够的铁。

对于纯素食家庭

对于不吃鸡蛋、牛奶、奶制品，或其他动物性产品的孩子，他们的饮食中需要一些替代品，以补充维生素 B12、维生素 D 和钙。（关于维生素和矿物质的每日推荐量，详见第 6 章）阳光照射可以促进皮肤合成维生素 D，经常接收光照（每天 15 分钟，肤色深的人需要的时间稍长一点）通常可以提供足够的维生素 D，但在冬季可能需要额外从食物中补充。强化豆奶和早餐麦片可以提供足够量的维生素 B12 和维生素 D。

一些好的钙的来源包括大豆食品、许多豆子品种（如海军豆和北方大豆）、干无花果、绿叶蔬菜（羽衣甘蓝、白萝卜、芥菜）、杏仁和西兰花。一定要检查产品包装，尤其是强化谷物的营养成分标签，以了解营养信息。

食物过敏

根据美国国家过敏和传染病研究所（NIAID），3% 的美国儿童有某种形式的食物过敏。对于 3 岁或 3 岁以下的孩子，比例要高一些（6%）；有食物过敏的儿童，大约一半会在 3 岁的时候康复。最常见的儿童会过敏的食物是鸡蛋、花生和牛奶。其他常见的食物过敏源包括坚果（如核桃）、大豆、贝类、鱼和小麦。如果一个有食物过敏的孩子超重，改变他的饮食和他吃的量可能更有挑战性。在某些情况下，特别是当一个孩子有多种食物过敏和明显的饮食限制时，父母很容易会养成习惯，让他尽可能地吃自己能吃的食物，这样最终会导致体重增加。

事实

> 亚麻酸和阿尔法亚麻子酸是两种在鱼和鸡蛋中发现的必需的脂肪酸，会转变成欧米伽-3脂肪。这两种脂肪酸有利于心脏健康，预防甘油三酸酯水平偏高。素食和纯素食的孩子需要良好的亚麻酸的备用源，亚麻籽、亚麻籽油、核桃、核桃油、菜籽油和大豆油中都含有亚麻酸。

积极的方面是，如果你的孩子有食物过敏，你已经习惯于注意检查营养成分标签，在餐馆询问菜肴的准备过程。这些良好的习惯将有利于你帮助孩子改善他的日常饮食。

如果孩子有食物过敏，减肥或维持体重都不是一个简单不费力的过程。添加新食物，并确保他喜欢这个新食物，需要极大的关心，然而，为了预防他过量食用那些他目前正在大量吃的不太健康的食物，扩大他的食物选择往往是关键。如果你的孩子不是很活跃，在你和你的医疗保健团队制定可选食物的同时，关注一下增加运动量也许是一个好的策略。

当你改变你的饮食模式，你可能会将新的食物引入到孩子的饮食中。注意一下营养成分标签，许多食品过敏源以不同的名称列出来，可能不明显。例如，成分列表上的"天然食品香精和／或人工香料"可能显示这个食品含有坚果调料。注册营养师可以帮助你了解成分标签里的行话，为你的孩子建立一个会促进减肥或体重维护但不会危及他的健康的饮食计划。

 警惕！

> 尽管美国人没有大量地直接食用大豆，但在绝大多数烘焙食品、酱汁、汤、薯条等产品中，大豆衍生品被广泛用作配料。因为它是这样一个常见的预制食品添加剂，如果不是特别注意，排除它可能明显改变孩子饮食的营养平衡。如果你的孩子对大豆过敏，而你还没有这么做，咨询一下注册营养师，来弄清楚如何保持膳食平衡，同时避免大豆。

挑食者

你的孩子可以早餐、中餐和晚餐吃通心粉和奶酪，他的总的用餐品种由六个食物组成。他拒绝吃任何颜色是绿色的食物或饮料。你也无法在他的鸡肉盘里放入玉米，否则这两个他都不吃。

如果这些食物特性听起来很熟悉，有这种感觉的并不是只有你一人。几乎所有的孩子对他们所吃的食物和所不吃的食物都有一些怪癖，尤其是年纪较小的孩子。然而，有些人比其他人对食物更挑剔。如果你的孩子是这样的，餐饮时间很容易会变成一场斗争——孩子要吃什么，该吃多少。

避免孩子成为挑剔的食客的最佳方式是，在孩子刚刚开始吃固体食物时，就向他介绍各种各样的健康食品。孩子喜欢自己知道的食品——这样的食物会让他感到安全和舒适。如果他们从小就熟悉健康食品，他们就更有可能吃这些食品。但是如果你已经错过了这个时期，你还有希望。下面有一些技巧，可以帮助挑剔的孩子拓宽烹饪视野：

- **尝试，再尝试**。如果第一次出去用餐时，你的儿子对上来的一道新菜嗤之以鼻，不要放弃。新味道和口感有时会不被孩子接受。等待几个星期，再次引入这道菜。在孩子对其产生兴趣之前你可能需要尝试五次，甚至十次。（他也可能永远不会对其感兴趣，但还是值得去尝试的）

- **按要求制作**。许多孩子喜欢生的胡萝卜，却不吃熟的胡萝卜，也有些孩子相反。你的孩子说他不喜欢新的食物，下次试着用烤、铁扒、蒸、嫩煎或炒的方式制作，看看是否奏效。

- **幕后有玄机**。这看上去似乎有点卑劣，但是，如果你能在沙拉里偷偷放一些菠菜或在孩子的酸奶里增加一勺小麦胚芽，那就这样做吧。汤是最适合的，可以偷偷将一些孩子不喜欢的蔬菜、谷物之类的食物放进去，砂锅菜也是如此。

- **注意你的嘴**。挑食的孩子往往有同样挑食的家长。不要让你的孩子接受你自己不喜欢的食物。
- **切勿贴标签**。不要称呼你的孩子为挑剔鬼——这只会让他更有理由持续挑食。同样，如果你的孩子在餐馆或商店里提出要某个新东西的特殊要求时，不要说："我认为你不会喜欢的"，否则他真的不会喜欢。

面对挑剔的孩子，最需要的是耐心，因此不要过早地放弃尝试。要坚持下去，要积极，记住，可能需要几周，或几个月，孩子就会愿意尝试一些新东西了。

 本质

> 味道不是影响孩子拒绝食物的唯一因素。如果食物看起来或闻起来与他们所习惯的不同，他们可能在尝试之前就拒绝了。建立餐桌上必须吃一口的原则能够帮助你避免很多食物斗争。让孩子知道，在决定不喜欢新的食物之前，他们至少要尝一口。作为交易的另一方，你可以跟他们保证，如果他们不喜欢新的食物，你不会对此大做文章。

让你的孩子做出选择

学习如何对零食和食物做出明智的决策需要一些练习，即使对家里的成年人也是如此。而且，与你的孩子分享一些做决策所要承担的责任，这样他能更加独立且获得自尊感，这点也很重要。听到他一遍又一遍地问同样的事情，虽然这可能会逼疯你，但你也有必要让他知道自己的意见很重要。

让孩子有决定权还可以减少因挑剩下的食物和浪费的食物带来的失

望。你可能不想问开放式的问题，如"你中午想吃什么？"选择太多了。对于年幼的孩子，提供两三个选择让孩子从中挑选。大点的孩子多数时候会解决自己的正餐和零食，因此确保有足够的他们喜欢的健康食物供他们选择。

设定限制

谈到改变你那挑剔的食客，你想保持你的努力低调。餐桌上对峙是没有用的，只会产生焦虑，往往会让孩子更加坚持自己的立场。不要坚持让你的孩子清洁他的盘子，不要使用甜点来讨价还价。继续使用本章以及本书自始至终讨论的策略，找到孩子喜欢的新的食品搭配和制作方法。记住，要始终保持家里没有垃圾食品。

 疑问

如果我的儿子甚至没有吃完我做的所有健康食物，我应该担心他会营养不良吗？

记住，儿童的分量只有成人分量的四分之一或三分之二，这取决于你儿子的年龄。如果你给他的是成人分量，这可能就是问题所在。如果分量合适，也许他之前喝了饮料，吃了零食。无论是因为哪个原因，如果你提供了各种各样的营养食物，你根本没必要担心营养不良。记住，重要的是食物的质量，而不是数量。不要忘记为孩子培养积极的生活方式的重要性。

同时，不要让你的孩子对准备饭菜指手画脚，扰乱家庭用餐。你没有理由养成习惯，单独为他做饭。确保每餐桌上至少有一个孩子喜欢的菜。如果他不想尝试桌上的食物，保持营养又各种容易准备的食物，例如全麦谷物、花生酱、煮鸡蛋，或清洗干净并切好的蔬菜，他想吃就吃，条件是他（年龄够大的话）必须自己准备。在招呼家人坐下用餐前，提前5分钟告诉他准备了哪些食物，这样他就不会在其他人用餐的时候在厨房跑来跑去了。

 本质

> 当你花了很多时间去准备新的东西，而你的孩子甚至不会尝试一口，或者吃了一口就丢掉了，你可能会感到沮丧。只要尽量不做太多就好。有一个好方法可以让他更可能享受你的新菜，那就是让他参与制作这顿饭，从购物到搅拌和烹饪。如果他有特殊的园艺才能，他甚至可以跟你一起种一些原料。

生活拮据情况下的健康减肥

根据你所生活的地方，一年中所处的时期，以及市场情况，健康饮食的基本主食有时会昂贵。但这并不意味着你必须绕过新鲜水果，而去购买罐装的含糖水果鸡尾酒或跳过其他的必需品。除了一些明显的方法，例如尽可能购买通用型，使用制造商和商店优惠券，还有方法可以吃得既健康又便宜。

节俭的食物选择

购买水果和蔬菜时，利用季节性农贸市场和路边农产品站，如果你所在的区域有这些的话。从产品的直接源头购买，通常比从超市购买更便宜，因为从超市购买，你还要承担商品的运输、广告和日常管理费。罐装、冷冻、脱水水果和蔬菜还会让你在夏天时购买更多。

如果你能接触仓库或批发散装食物的商店，这里卖一些散装货物，经济型的或供餐饮业用的主食，你也许能够省点钱。要确保包装完好，以至于你不会购买一个巨型包装的酸奶或谷类食品，却因为坏掉了或是弄湿了而浪费了一半。进行适当的密封存储或冷冻，这样可以保存一些食品。

关注促销

每周都留意一下商店促销，尽可能以促销价格储存一些食品以备后用。例如，在感恩节和圣诞节前你可能发现火鸡正在做促销活动，去多买点并冷冻起来。但是不要因为垃圾食品本周买一送一，就忍不住去买。对于容易变质的食品，要核对失效期——如果食品几天后就要变质，价格再便宜也不值。

"方便"食品的真实成本

节省生活费用的另一种方法是在购买过度包装的食品或预制食品时仔细考虑。购买按个人分量分成单个包装的，预先切好和预先清洗的农产品或谷物以及饼干，比购买常规分量的更贵。肉类和家禽类也是同样如此。从预制的馅饼和调过味且切好片的食物边绕开，选择更便宜的肉，亲自做准备工作，通常要便宜得多。如果你有时间购买天然健康食品，自己清洗、切片，必要的时候重新包装，你会省下很多钱。

这并不是说，这些产品偶尔也没有用到它们的地方。时间就是金钱。有时你被时间所困，你可能会发现购买袋装沙拉，比你亲自准备，可以给你的家人提供更加均衡的膳食。

文化因素

在宗教和民族文化遗产方面，食物可能也扮演着重要角色，这不仅仅是在特殊的节日和场合，而是全年的。有时候，这些传统不太健康。

例如，很多墨西哥菜肴要求使用大量的引起动脉阻塞的猪油，许多传统的南方菜系也是如此。

这并不意味着你必须永远不再吃油炸豆瓣或饼干以及肉汁。发挥一些想象力和毅力，你可以对这些家人以前最爱的食物进行改进，以提高它们的营养成分。去当地的图书馆或书店，从许多关注健康的烹饪书里选一本关于地区和民族菜肴的。如果你找不到接近你的特别配方的菜谱，看看有没有从整体上进行替换的（例如，削减猪油，用健康脂肪替代，用烘烤代替煎），并将这些想法变成自己的。开始的时候，可能需要一些实验，可能会犯一些错误，但是只要你努力坚持，你将可以开始一个新的食品传统。

慢性疾病和减肥

有慢性疾病已经够困难了，但是，如果孩子的疾病或相关治疗有副作用，例如体重增加，身体活动受限，他的健康水平可能会恶化，他会面临一个更艰难的斗争。

治疗会造成麻烦吗？

如果你的孩子患慢性疾病，体重增加太多，首先要确定导致体重增加的原因。对孩子疾病的治疗，可能本身就会造成体重问题。例如，一些患1型糖尿病的儿童最初会因为注射胰岛素而导致体重增加。他们可能会由于担心低血糖而回避运动，这又会使问题恶化。用于哮喘或红斑的类固醇治疗，可能会导致液体潴留和随之而来的体重增加。其他药物治疗可能会通过其对食欲、激素或新陈代谢的药理作用而促进体重增加。例如，某些抗抑郁药物可能增加食欲。众所周知，用于治疗躁郁症的非典型抗精神病药物是体重增加的罪魁祸首。

疾病和运动

慢性疾病可能会限制孩子运动的类型或运动量，这对体重问题也有影响。比如，有的孩子有诸如幼年型类风湿性关节炎一类的肌肉骨骼疾病，他可能在开始的时候觉得运动很难。因为肌肉比脂肪燃烧更多的热量，他们的肌肉张力较低，这可能意味着他们每天燃烧更少的热量。一条受伤的腿甚至也会导致体重增加，因为它会阻碍孩子进行足够的锻炼。

适当地治疗疾病或改善身体状况是首要任务。这并不意味着你的孩子无法摆脱这一问题。有时候，体重增加只是暂时的。在其他情况下，药物或治疗方案可以进行调整，以减缓或停止体重增加背后的作用机制。如果你的孩子因为医疗情况体重似乎增加了，与他的医生讨论一下这个情况。弄清楚这背后是否有特定的原因，是否需要调整治疗计划。

恶性循环

体重超标与许多健康问题有关，包括心脏病、高血压、哮喘和关节问题（第1章有描述）。如果你的孩子已经有了其中的任何健康问题，减肥可能会改善那些不利于他的健康问题。由于存在某个与体重相关的健康问题，孩子害怕疼痛或缺乏耐力不能锻炼，你很容易会觉得孩子陷入"第22条军规"的情况，然而，不运动也会导致他的这种情况。在这样的情况下，孩子有一个受其初级卫生保健提供监督的医学指导的减肥和健身计划，是绝对有必要的。一个儿童卫生保健专业人员团队，其中包括一名运动生理学家或理疗师和一名营养师，可以保证他的健身计划的安全性，同时控制他的体重问题和健康问题。

附录 A

饮食和锻炼日志表

The Everything
Parent's Guide to the Overweight Child

你可以直接在这些日志表上追踪你的家庭健身进展情况，也可以参考这些表格自制适合自己的表格。关于健身日志的更多信息，请参阅第5章。

饮食日志

星期日

正餐 / 零食

时间

食物

吃的分量

地点和人物

自我感觉

总热量（可选）

心得体会：

星期一

正餐 / 零食

附录A

饮食和锻炼日志表

时间

食物

吃的分量

地点和人物

自我感觉

总热量（可选）

心得体会：

星期二

正餐／零食

时间

食物

吃的分量

地点和人物

自我感觉

总热量（可选）

心得体会：

星期三

正餐／零食

时间

食物	
吃的分量	
地点和人物	
自我感觉	
总热量（可选）	
心得体会：	

星期四

正餐 / 零食	
时间	
食物	
吃的分量	
地点和人物	
自我感觉	
总热量（可选）	
心得体会：	

星期五

正餐 / 零食	
时间	

食物
_____

吃的分量
_____

地点和人物
_____

自我感觉
_____

总热量（可选）
_____

心得体会：
_____
_____
_____
_____
_____

星期六

正餐／零食
_____

时间
_____

食物
_____

吃的分量
_____

地点和人物
_____

自我感觉
_____

总热量（可填）
_____

心得体会：
_____
_____
_____
_____
_____

活动日志

星期日

活动项目　　　　　　　　　　休息时间
_____

时长	时长
地点和人物	地点和人物
心情	心情
消耗的热量（可填）	
心得体会：	

星期一

活动项目	休息时间
时长	时长
地点和人物	地点和人物
心情	心情
消耗的热量（可填）	
心得体会：	

星期二

活动项目	休息时间
时长	时长
地点和人物	地点和人物

心情   心情

消耗的热量（可填）

心得体会：

星期三

活动项目   休息时间

时长   时长

地点和人物   地点和人物

心情   心情

消耗的热量（可填）

心得体会：

星期四

活动项目   休息时间

时长   时长

地点和人物   地点和人物

心情	心情

消耗的热量（可填）

心得体会：

星期五

活动项目	休息时间
时长	时长
地点和人物	地点和人物
心情	心情

消耗的热量（可填）

心得体会：

星期六

活动项目	休息时间
时长	时长
地点和人物	地点和人物

心情   心情

消耗的热量（可填）

心得体会：

附录 B

在线资源

The Everything
Parent's Guide to the Overweight Child

通过这些教育、信息、宣传、和购物网站，了解更多的关于家庭健康的信息。以下所列网站，包括帮助超重儿童的育儿网站和以儿童为中心的健身网站。

关注儿童的健身资源

BAM（身心）！
美国疾病控制和预防中心

www.bam.gov

KidNetic
国际食品信息委员会基金会

www.kidnetic.org

KidsHealth

内穆尔基金会
针对儿童各个时期

www.kidshealth.org

儿童养育指导资源

如何养育婴幼儿
斯蒂芬妮·布朗

babyparenting.about.com

如何养育从幼儿园到 6 年级的儿童

金伯利·基斯

childparenting.about.com

如何养育青少年儿童

丹尼斯·威特莫

parentingteens.about.com

让孩子保持健康

文森特·安内利，医学博士，FAAP 基金会

www.keepkidshealthy.com

专业卫生保健资源

美国儿科学会

地址：141 Northwest Point Boulevard Elk Grove Village，IL 60007-1098

电话：(847) 434-4000

(847) 434-8000（传真）

www.aap.org

美国饮食协会

注册营养师推荐

电话：(800) 366-1655

www.eatright.org

减肥或健身训练营资源

美国夏令营协会

地址：5000 State Road 67 North Martinsville，IN 46151

电话：(765) 342-8456

www.acacomps.org

儿童体重控制计划

Shapedown

地址：l323 San Anselmo Avenue San Anselmo，CA 94960

电话：（415）453-8886

www.shapedown.com

锻炼与身体教育资源

关于锻炼

私人教练佩奇·维那

exercise.about.com

美国健康、体育、娱乐和舞蹈联盟

地址：1900 Association Dr.Reston，VA 20191-1598

电话：（800）213-7193

www.aahperd.org

国家体育活动和残疾中心

地址：1640 W.Roosevelt Rd.Chicago，IL 60608

电话：（800）900-8086

www.ncpad.org

美国总统身体健康和运动委员会

地址：Department W

200 Independence Ave.，SW Room 738-H，Washington，D.C.20201-0004

电话：（202）690-9000

www.fitness.gov

促使学校做出改变的资源

美国农业部

食品和营养服务补学校供餐项目

地址：3101 Park Center Drive，Room 926 Alexandria，Virginia 22302

www.fns.usda.gov

美国教育部

地址：400 Maryland Avenue，SW Washington，DC 20202

电话：1-800-USA-LEARN

（1-800-872-5327）

www.ed.gov

媒介素养和身体形象资源

媒体素养中心

地址：3101 Ocean Park Boulevard，#200 Santa Monica，CA 90405

电话：310-581-0260

www.medialit.org

Just Think

地址：39 Mesa St.Suite 106 San Francisco，CA 94129

电话：（415）561-2900

www.justthink.org

传媒教育基金会

地址：60 Masonic Street Northampto，MA 01060

电话：（800）897-0089

www.mediaed.org

媒体事物

美国儿科学会传媒教育运动

www.aap.org/advocacy/mediamatters.htm

mediamatters@aap.org

儿童健康与媒体

媒体网络儿童特征

华盛顿大学实验教育单位

地址：Box 357925 Seattle，WA 98195

电话：(888) TEEN-NET (888-833-6638)

http://depts.washington.edu/thmedia

政策和宣传资源

美国肥胖协会

地址：1250 24th Street，NW Suite 300 Washington，D.C.20037

电话：(202) 776-7711

www.obesity.org

美国公共卫生协会

地址：800 I Street，NW Washington，D.C.20001

电话：(202) 777-2742

www.apha.org

儿童肥胖行动

儿童医院和区域医疗中心

地址：P.O.Box 50020/3E-2 Seattle，WA 98145

电话：(206) 987-2626

www.childrensobesity action.org

儿童与睡眠

美国睡眠呼吸暂停协会

地址：1424 K Street，NW，Suite 302 Washington，D.C.20005

电话：(202) 293-3650

www.sleepapnea.org

美国国家睡眠基金会

地址：1522 K Street，NW，Suite 500 Washington，D.C.20005

电话：(202) 347-3471 ^ id

www.sleepfoundation.org

减肥手术资源

美国肥胖外科医师学会

地址：7328 West University Avenue，Suite F Gainesville，FL 32607

电话：（352）331-4900

www.asbs.org

辛辛那提儿童医学中心

综合体重管理中心

减肥手术方案

地址：3333 Burnet Avenue Cincinnati，Ohio 45229-3039

电话：（800）344-2462

www.cmcirmatichilclrens.org

超重儿童的服装资源

Jeeny Beans

女童服装网店

www.jeenybeans.Com

Hey Mom，It Fits！

男女童服装网店

www.heymomitfits.com

JC Penney's

网店和实体店，提供男女童加大号服装

www.jcpenney.com

Torrid

网店和实体店，提供女童和青年女性服装

www.Torrid.com

素食营养和生活方式

素食的婴儿和儿童

地址：P.O.Box 388 Trenton，TX 75490

www.vegetarianbaby.com

素食资源团体（VRG）

地址：P.O.Box 1463，Dept.IN Baltimore，MD 21203

电话（410）366-VEGE

www.vrg.org

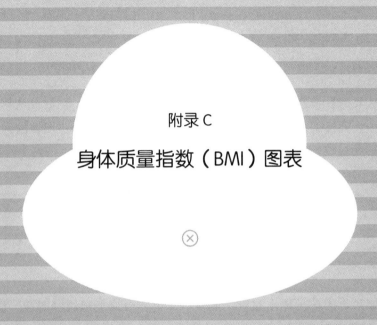

附录 C

身体质量指数（BMI）图表

The Everything
Parent's Guide to the Overweight Child

从表格第一列找到孩子对应的身高（单位：英寸），然后再从其所在的行中找到接近孩子当前体重的数字（单位：磅）。该数字所在的列最上方的数字就是孩子的 BMI 值。例如，如果一个孩子身高 50 英寸，体重 106 磅，那么他的 BMI 值就是 30。

帮助孩子正确饮食——终身受益！

如果你的孩子体重超重，他并不孤单。根据美国肥胖协会，目前，6~19 岁的儿童中，超过 30% 的儿童体重超重。而这其中，有一半的儿童肥胖。你很担心孩子的健康，却不知道该怎么办。你的孩子体重超重的原因是什么呢？过量饮食，缺乏锻炼，还是因为遗传呢？

《包罗万象书系 ® 父母指南：孩子超重，怎么办》为你提供有价值的见解，让你了解是什么原因导致孩子体重超重，以及如何帮助他们改变饮食习惯，增加身体活动。最重要的是，肥胖可能会导致严重的健康问题，而你会从本书中学到如何打破肥胖的循环。

作者 Paula Ford–Martin 帮助你：

- 阻止情绪性暴食
- 增加家庭意识和灵敏度

- 外出就餐时击败脂肪和卡路里
- 将体育活动融入日常生活中
- 用日志追踪进度

《包罗万象书系®父母指南：孩子超重，怎么办》为你提供专业化的建议，帮助你处理这个敏感问题，激励你的孩子吃得营养，变得活跃并保持健康。

Paula Ford-Martin 是德保罗大学写作学硕士，美国医学写作协会会员。她在传统医学和非传统医学领域著述广泛，供病人、医生等读者参阅。她目前居住在罗得岛州沃里克。

Vincent Iannelli 医学博士，是通过职业认证的儿科医生，美国儿科学会研究员，得克萨斯大学西南医学中心儿科副教授。他在《幼儿教育报》《幼儿疾病资料大全》《美国童子军活动文摘》上均发表过育儿文章。他目前居住在得克萨斯州达拉斯。

东方智库会员服务卡

感谢您对"东方智库"系列图书的认可与支持。当您购买了东方智库系列图书的任何一本书后，请将服务卡邮寄给我们。您将马上成为东方智库俱乐部的会员，不定期地收到东方智库最新的图书信息和相关资讯，并获得购书的折扣优惠。

为了更详细地了解您的阅读习惯和个性化的服务要求，我们正在进行读者调研。您的每一个建议都可能成为我们今后编辑、选题的依据。您的个人信息将被妥善保存，并将只用于把我们的书做得更好。

智慧在东方飞扬，来吧，我们期盼着您的参与！

请 您 参 与

1. 您购买《陪孩子一起减肥》的时间是　　　年　　　月

2. 您是通过何种途径知道和购买本书的？

　☐ 他人推荐　　　☐ 逛书店　　　☐ 机场　　　☐ 培训班、教材
　☐ 报纸、杂志　　☐ 网络　　　　☐ 邮件信息

3. 请您在以下几个方面对本书给以评价

	很好	好	一般	差	很差
书　　名	☐	☐	☐	☐	☐
专 业 性	☐	☐	☐	☐	☐
实 用 性	☐	☐	☐	☐	☐
观念新颖	☐	☐	☐	☐	☐
装帧质量	☐	☐	☐	☐	☐

4. 您当初是怎么决定购买这本书而不购买其他相关书的？

　☐ 它确实写得很好，符合我的要求
　☐ 虽然它写得一般，但已经是我看过的所有相关图书中最好的
　☐ 没办法选择，我找不到其他相关图书
　☐ 公司要求购买的，或相信专家及同事的推荐
　☐ 其他

5. 这本书的哪些因素能促使您决定购买？（按重要度排序，请填写阿拉伯数字）

　　书名　　　封面　　　目录　　　内容　　　文笔通俗　　　定价　　　专业性

6. 您认为这本书的定价为多少更为合理？

　A. 30 元以内　　　　　　　B. 30 ～ 35 元
　C. 35 ～ 40 元　　　　　　D. 40 元以上

（背面还有，请填写）

7. 您觉得这本书哪部分写得最好，为什么？

8. 该书的上述内容中，您觉得哪部分内容可以突出些？哪部分简化些？

9. 您认为本书还需要改进的地方是……

10. 您对本社图书方面的出版建议是……

您的个人资料

姓名：　　　　　性别：□男　□女　　　出生年月：　　年　　月
文化程度：　□硕士以上　□本科　□大专　□高中／中专／技校
工作单位：　　　　　　　　　　　　　　　　　职位：
通信地址：
邮政编码：　　　　电话：　　　　E-mail：

请与我们联系

地址：北京市海淀区交大东路 60 号舒至嘉园 3 号楼 1101　　邮编：100044
电话：010 – 62239845　　互动微信：morchzheng　　E-mail：morch@vip.sina.com
联系人：郑春蕾　　手机：13701253668　　微信公众号：东方智库